U0138308

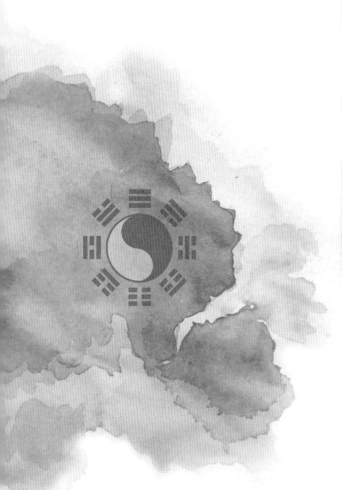

五運六氣

黃帝內經天文曆法基礎知識

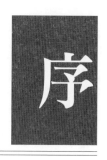

序

　　《素問・氣交變大論》說：「夫首者，上知天文，下知地理，中知人事，可以長久。」《素問・著至教論》說：「上知天文，下知地理，中知人事，可以長久。以教應庶，亦不疑殆。」所以《素問・五運行大論》說：「黃帝坐明堂，始正天綱，臨觀八極，考建五常。」因此熟悉天文曆法是學習中醫五運六氣的基礎。

　　中華民族傳統文化的元典是《周易》，那麼創作《周易》的源頭是什麼呢？是自然科學，是天文、曆法。《周易・繫辭下》說：「古者包羲氏之王天下也，仰則觀象於天，俯則觀法於地，觀鳥獸之文，與地之宜，近取諸身，遠取諸物，於是始作八卦，以通神明之德，以類萬物之情。」觀天考究日月星之運動規律而察吉凶（有無自然災害），教育人們要順天作息，目的是做到「夫大人者，與天地合其德，與日月合其明」（《周易・乾文言》）。《道德經》說「人法地，地法天」，總之，源頭還是在天，天主宰者人，人病離不

開天這個大環境。

天文觀測的最大成果是誕生了曆法，曆法授民以時，從而有了人文之秩序。

其次，天文觀測誕生了陰陽五行觀，成為中醫和人文的基礎理論。

天文產生了曆法、人文，於此可知。中華傳統文明來源於天文曆法，所以學習《黃帝內經》五運六氣必須首先學習天文曆法。中華傳統文化的核心是以天道明人事，中醫的核心就是以天道明醫道，天道不明則醫進難明，今天中醫人離天道越來越遠了，醫理越來越不明了，有感於此，故著此書以興中醫之道。

滑縣　**田合祿**
於北京寓所

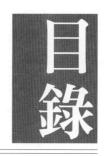

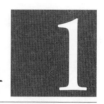

太陽系地球村

美麗的宇宙

　　地球在銀河系的位置。這是現代科學天文學的日心說。

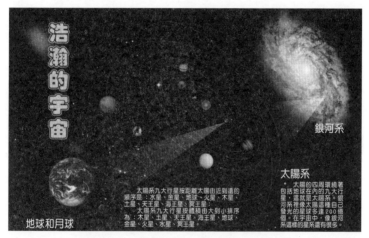

太陽系九大行星按距離太陽由近到遠的順序是：水星、金星、地球、火星、木星、土星、天王星、海王星、冥王星。
太陽系九大行星按體積由大到小排序為：木星、土星、天王星、海王星、地球、金星、火星、水星、冥王星。

銀河系

太陽系

　▪　太陽的四周環繞著包括地球在內的九大行星，這就是太陽系。銀河系裡像太陽這種自己發光的星球多達200億個。在宇宙中，像銀河系這樣的星系還有很多。

地球和月球

圖1－1　地球在銀河系的位置（網下）

　　銀河，我國民間又稱天河、天漢、銀漢、星河、星漢、雲漢等。它看起來像一條飄於夜空的白茫茫的亮帶，從東北向西南方向劃開整個天空。在銀河裡有許多大小不一的亮點，就像撒了白色的粉末一樣，輝映成一片。

　　實際上每一粒白色粉末就是一顆巨大的恒星，銀河就

是由許許多多恒星構成的。太陽是其中的一顆恒星，像太陽這樣的恒星在銀河中有2,000多億顆，很多恒星還附帶有衛星。在太空俯視銀河，看到的銀河像個旋渦。

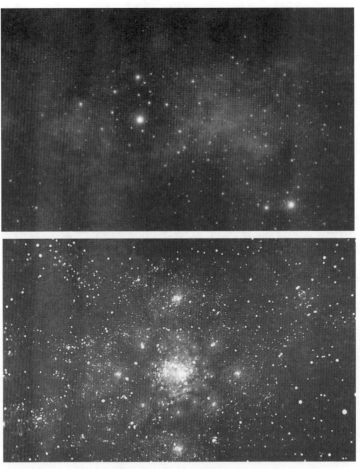

圖1-2　星空（網下）

　　晴朗的夜晚，當你抬頭仰望天空的時候，不僅能看到無數閃閃發光的星星，還能看到一條淡淡的紗巾似的光帶跨越整個天空，好像天空中的一條大河，夏季成南北方向，冬季接近於東西方向，那就是銀河。

　　過去由於科學還不發達，不知道它究竟是什麼，就又給了它一個名稱叫作天河，所以我國民間還流傳著牛郎織女每年七夕在鵲橋相會等許多美妙的神話故事。因為牛郎星和織女星分別在天河的兩旁，距離近的時候謂之相會，距離遠的時候謂之分離。

　　實際上，銀河是銀河系的一部分，銀河系是太陽系所屬的星系。因其主體部分投影在天球上的亮帶被我國稱為銀河而得名，是我們置身其內而側視銀河系時所看到的它佈滿恒星的圓面。

　　由於恒星發出的光離我們很遠，數量又多，又與星際塵埃氣體混合在一起，因此看起來就像一條煙霧籠罩著的光帶，十分美麗。銀河各部分的亮度是不一樣的。靠近銀心的半人馬座方向比其他部分更亮一些。（網文修改）

坐地觀天

中國古代的地心觀念

　　日心說是波蘭天文學家哥白尼創建的，他在1543年出版的《天體運行論》一書中闡述了這種觀點，後來得到伽利略的證實。他們都受到了教會的迫害。

　　可是中國傳統文化在此之前，一直用地心說，所以我們在解讀傳統文化時，必須用地心說才行。

（一）仰觀於天

　　中華民族人祖伏羲是自然國學的開拓者，《周易・繫辭傳》記載：

　　古者包犧氏之王天下也，仰以觀象於天，俯則觀法於地，觀鳥獸之文，與地之宜，近取諸身，遠取諸物，於是始作八卦，以通神明之德，以類萬物之情。

　　仰以觀於天文，俯以察於地理，是故知幽明之故。原始反終，故知生死之說。

　　我們可以圖示如下。

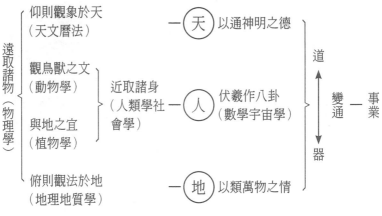

圖2-1　三才示意圖

　　包犧氏，即伏羲氏。這裡記載得明明白白，伏羲這位古代首領的首要任務是觀天象，即研究天文，其次是研究地理，再次是對自然界萬物的研究，這充分說明伏羲是一位自然科學工作者，並根據對自然規律的研究成果，創作了八卦、《易經》，所以我們說《周易》是自然科學。

　　伏羲氏觀天看到了什麼？《繫辭傳》說：

　　是故法象，莫大乎天地；變通，莫大乎四時；縣象著明，莫大乎日月；

　　日月運行，一寒一暑。

　　天地之道，貞觀者也；日月之道，貞明者也；天下之動，貞夫一者也。

　　通乎晝夜之道而知。

　　寫得明白，看不糊塗，伏羲氏看到懸在天上最大的天象是太陽和月亮，太陽和月亮不停地日夜運動產生了寒暑四季變化，於是他據此創作了八卦、《易經》。他認為：

天尊地卑，乾坤定矣。卑高以陳，貴賤位矣。動靜有常，剛柔斷矣。方以類聚，物以群分，吉凶生矣。在天成象，在地成形，變化見矣。是故剛柔相摩，八卦相盪，鼓之以雷霆，潤之以風雨；日月運行，一寒一暑。

《易》與天地準，故能彌綸天地之道。

與天地相似，故不違。知周乎萬物，而道濟天下，故不過。旁行而不流，樂天知命，故不憂。安土敦乎仁，故能愛。範圍天地之化而不過，曲成萬物而不遺，通乎晝夜之道而知，故神無方而《易》無體。

一陰一陽之謂道。

夫乾，其靜也專，其動也直，是以大生焉。夫坤，其靜也翕，其動也闢，是以廣生焉。廣大配天地，變通配四時，陰陽之義配日月，易簡之善配至德。

是故法象，莫大乎天地；變通，莫大乎四時；縣象著明，莫大乎日月。

夫乾，確然示人易矣；夫坤，隤然示人簡矣。爻也者，效此者也；象也者，像此者也。爻象動乎內，吉凶見乎外，功業見乎變，聖人之情見乎辭。（《周易·繫辭傳》）

創作的八卦、《易經》要效法天地之道，用陽爻象徵天陽和太陽，陰爻象徵地陰和月亮，故云「一陰一陽之謂道」。所以說一部《易經》就是伏羲探索自然規律的歷史記載。

仰觀天象，有面南和面北之分，對北半球的人來說，面南觀日月五星運動黃道帶及二十八宿，面北觀北斗星及

北天極三垣市。

　　從伏羲時代就創建了中國古老的天文曆法訊息是可信的。1987年考古工作者在河南濮陽西水坡發現了仰紹文化遺址，墓葬中出土了用蚌殼精心擺塑的龍虎圖案，屬於中國古代二十八宿蒼龍、朱雀、白虎、玄武四象中的兩象，距今約有6000～7000年。馮時教授細心地發現其中有北斗星圖案。

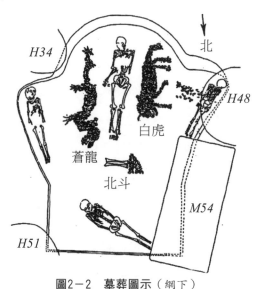

圖2-2　墓葬圖示（網下）

1. 面南白天觀察太陽——發現太陽週期運動規律

　　人們對天的認識，首先看到的是最大的天象——日月，白天是太陽，給人們帶來了光明和寒溫；黑夜是月亮，有圓缺變化。其次是滿天的星星。

　　日主寒熱。

(1) 太陽崇拜

系統記載古人觀察太陽周日和周年視運動的是《尚書·堯典》,《周書·君奭》也有論述。《尚書·堯典》記載:

曰若稽古帝堯,曰放勳,欽明文思安安,允恭克讓,光被四表,格於上下。

乃命羲、和欽若昊天,曆象日、月、星辰,敬授民時。

分命羲仲:宅嵎夷,曰暘谷,寅賓出日,平秩東作;日中,星鳥,以殷仲春;厥民析,鳥獸孳尾。

申命羲叔:宅南交,平秩南訛,敬致;日永,星火,以正仲夏;厥民因,鳥獸希革。

分命和仲:宅西,曰昧谷,寅餞納日,平秩西成;宵中,星虛,以殷仲秋;厥民夷,鳥獸毛毨。

申命和叔:宅朔方,曰幽都,平在朔易;日短,星昴,以正仲冬;厥民隩,鳥獸氄毛。

帝曰:「諮,汝羲暨和:期,三百有六旬有六日,以閏月定四時成歲;允厘百工,庶績咸熙!」❶

這段經文說明太陽的東升西落及南北往來,日出於東方的暘谷,日入於西方的昧谷,夏至白天最長,冬至白天最短。因為日月星辰變化深深地影響著人們的生活,特別是太陽月亮,因此古人敬稱太陽為太陽神、月亮為月亮神,所以孔子在觀卦《象傳》說:「觀天之神道,而四時

---

❶ 據顧頡剛校點,見《中華文史論叢》第41頁,1979年第二輯。

不忒。聖人以神道設教,而天下服矣。」何謂神?《繫辭傳》說「陰陽不測之謂神」。何謂道?《繫辭傳》說「一陰一陽之謂道」。因此所謂「神道」,就是陰陽變化之道,不是鬼神、上帝之神。太陽主宰著整個天道規律的變化,萬物都在隨著太陽的變化而變化,故《素問·生氣通天論》說:「天運當以日光明。」《周易·乾·彖傳》說:「大哉乾元,萬物資始,乃統天。雲行雨施,品物流行。大明始終,六位時成,時乘六龍以御天。乾道變化,各正性命。」大明即是太陽。

丁淮汾《俚語證古》卷一說:「太陽,大明也。」《初學記》引《廣雅》:「日名耀靈,一名朱明,一名東君,一名大明。」❶ 說明《彖傳》將乾解釋為日是古訓。因為伏羲、女媧是人類始祖,是古人的首領,他們的任務就是觀察天道,首先是觀察日月之道,故人們稱伏羲為太陽神,稱其妻女媧為月亮神,並有古畫像為證。

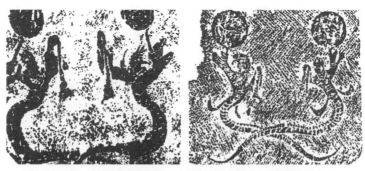

圖2-3　日神伏羲手舉日和月神女媧手舉月圖像
（四川新津寶子山漢代石棺畫像和漢磚畫）

---

❶ 引自何新《諸神的起源》第54頁、39頁,光明日報出版社,1996年。

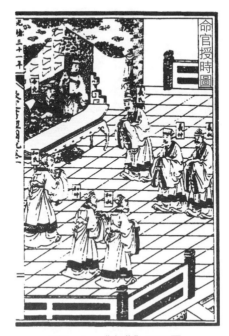

圖2−4 《堯典》四子圖

(2) 太陽周日視運動──認識晝夜

觀察太陽運動，是面南觀象授時。這是中國最早的觀象授時法。

太陽運動有周日和周年兩種運動週期。

周日運動始於太陽從東方地平線升起的平旦時候，日出到日落為白晝，日落到日出為黑夜。如《素問‧金匱真言論》說：「平旦至日中，天之陽，陽中之陽也；日中至黃昏，天之陽，陽中之陰也；合夜至雞鳴，天之陰，陰中之陰也；雞鳴至平旦，天之陰，陰中之陽也。」《素問‧生氣通天論》說：「故陽氣者，一日而主外。平旦人氣生，日中而陽氣隆，日西而陽氣已虛，氣門乃閉。」

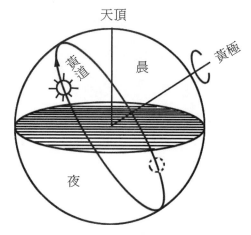

圖2-5　周日太陽視運動（面南）

(3) 太陽周年視運動──發現四季規律

　　觀察太陽周年視運動始於太陽從南回歸線向北運動的冬至點，從南回歸線運行到北回歸線為上半年，從北回歸線運行到南回歸線為下半年。

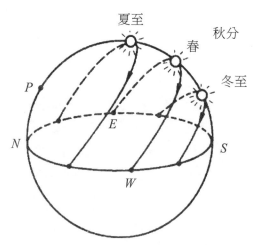

圖2-6　太陽周年視運行圖（天文手冊）

這個圖用平面表示如下圖。

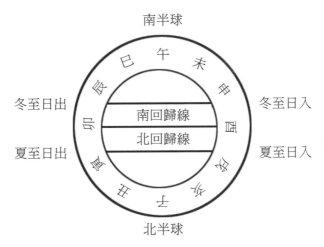

圖2-7　太陽南北回歸線運動平面圖

太陽周年運行子午分可以用先天八卦圖來表示。

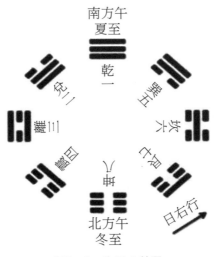

圖2-8　先天八卦圖

　　乾卦說：「初九：潛龍，勿用。」這是為什麼呢？《文言傳》說是因為「陽氣潛藏」，《象傳》說是因為「陽在下」。由此可知乾卦的初爻應該始於太陽在南回歸線上的冬至夜半子時，一年巡天一周，即地球繞太陽公轉一周的時間，再回到南回歸線冬至夜半子時，稱為一個回歸年，這就是《太史公自序》說的「天道之大經」。

　　《晉書・天文志》：「天圓如張蓋，地方如棋局，天旁轉如推磨而左行，日月右行，隨天左轉，故日月實東行，而天牽之以西沒。」❶ 所以天道左行，而日月右行。

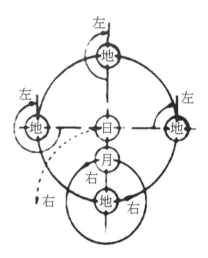

圖2－9　天左行日月右行圖

---

　　❶ 唐太宗御撰：《晉書》卷十一，上海古籍出版社、上海書店二十五史本，第30頁，1986年。

太陽運行這一週期就叫作「道」，太陽生萬物的作用稱為「德」，老子《道德經》之名即來於此。太陽巡行周天這個大圓，老子稱作「道」，孔子稱作「太極」。老子《道德經》說「道生一」的「一」，就是這個大圓。《說文解字》說：「一，惟初太始，道立於一，造分天地，化成萬物。」這個大圓有春夏和秋冬陰陽之分，故老子《道德經》云「一生二」，孔子《繫辭傳》云「一陰一陽之謂道」。陰陽和而生萬物，所謂「萬物負陰而抱陽，沖氣以為和」也。❶

(4) 產生陰陽觀念──創建陰陽學說

現在人們多將陰陽定為哲學概念，不妥，陰陽來源於古人的實際觀察。

太陽周日視運動，每天從東方升起，經過南方，到西方落下（面南而立），這東、南、西是地球北半球人們觀察得到的方位，此外還有一個觀察不到的「北方」。在平面上表示時就是左為東，上為南，右為西，下為北。加十二時辰，為日出在卯（春分秋分時），日入在酉，日中在午，夜半在子（見下圖）。

這是一幅天圓圖。從日出到日入為晝為陽，從日入到日出為夜為陰，即卯酉連線將太陽周日視運行的軌道一分為二，晝為陽為明，夜為陰為暗。這是以晝夜明暗把太陽周日視運行的圓道分為陰陽兩部分。

其圖示如下：

---

❶ 任繼愈：《老子新譯》第152頁，上海古籍出版社，1988年。

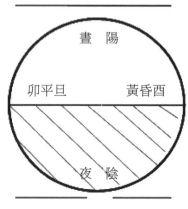

圖2－10　卯酉分陰陽圖

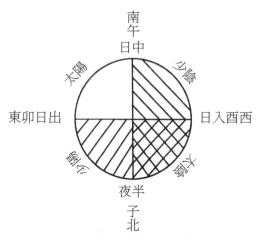

圖2－11　太陽周日視運行陰陽四象圖

　　又從夜半最冷時到日中最熱時，氣溫由低到高為陽，從日中最熱時到夜半最冷時，氣溫由高到低為陰，即子午連線又將太陽周日視運行圓道一分為二。這是以氣溫的升降，即陰陽的升降把太陽周日視運行圓道分為陰陽兩部分。

　　這種以子午線和卯酉線的分法，見載於《靈樞・衛氣行》，謂：「歲有十二月，日有十二辰，子午為經，卯酉為緯，天周二十八宿，而一面七星，四七二十八星，房昴為緯，虛張為經。是故房至畢為陽，昴至心為陰，陽為晝，陰為夜。」

　　這樣，子午線和卯酉線就是地平的座標線，將太陽周日視運行的圓道分為四部分，即一日之四時，朝為春，日中為夏，日入為秋，夜半為冬，《靈樞・順氣一日分為四時》說：「以一日分為四時，朝則為春，日中為夏，日入為秋，夜半為冬。」《素問・金匱真言論》說：「平旦至日中，天之陽，陽中之陽也；日中至黃昏，天之陽，陽中之陰也；合夜至雞鳴，天之陰，陰中之陰也；雞鳴至平旦，天之陰，陰中之陽也。故人亦應之。」即為太陽、少陽、太陰、少陰四象。故《繫辭傳》說：「通乎晝夜之道而知。」只有明白太陽周日視運行的「晝夜之道」，才能達到「知」的境界。

　　古人在實際觀察中發現陰陽總是伴隨而生，故稱「一陰一陽之謂道」。在這四季陰陽變化中，《素問・天元紀大論》說「陰陽之氣各有多少，故曰三陰三陽也」，並說三陰三陽之上以四時風寒暑濕燥火六氣為本，這就是《傷寒論》三陰三陽的來歷，不是《素問・熱論》的六經。

　　太陽一出一沒謂之一日，一日是制訂曆法的最基本單位。

　　太陽的東升西落周日運動和南北往來周年運動的陰陽之分屬於天道之陰陽。

　　天道陰氣最盛的時候是冬至，即天道最寒的時候。太陽之光傳到地面有一個過程，所以《素問‧至真要大論》說天地之道相差兩個節氣30天，因此地道最寒冷的時候是大寒。可知丑未分陰陽是屬於地道的陰陽。

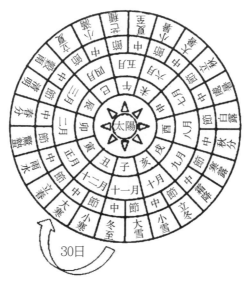

圖2－12　天道地道最寒冷時

　　這就是六合局的來源，所謂「六合局」，即是指天道和地道寒溫相同的點。

　　天道的冬至和地道的大寒，是天地最寒冷的時候，也就是天地「一陽來復」的時候，更是陽氣潛藏「勿用」的時候。等到三個節氣45天之後陽氣才能上升得用，如《素問‧脈要精微論》說冬至後45日是立春，陽氣微上出於地。陽氣出於地，春回大地，故為一年春天的開始。於此可知，寅申分陰陽是屬於一年四時之陰陽，屬於《素

問‧四氣調神大論》講的陰陽。

那麼地道則是大寒到驚蟄了，故稱二月二為龍抬頭，春耕播種開始。

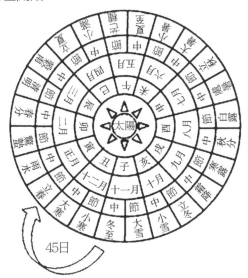

圖2-13　天道陽氣初升時

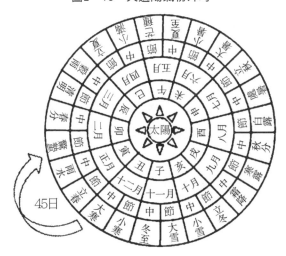

圖2-14　地道陽氣初升時

要認真分清以上陰陽的不同層面。

(5) 產生五行觀念──創建五行學說

什麼是五行？現今多云是哲學概念，是五種物質。陳久金說：「五行不是哲學上的五種物質概念，而是指一年或者一個收穫季節中，太陽的五種運行狀態。太陽的運行狀態不同，陰陽二氣的狀態也就不同，氣候寒暖程度也不同。五行就是一年或一個收穫季節中的五個時節。」❶

如《尚書・洪範》漢代鄭康成疏：「行者，順天行氣。」《白虎通・五行篇》說：「言行者，欲言為天行氣之義也。」《春秋繁露・五行相生》說：「行者，行也。其行不同，故謂之五行。」《左傳・昭西元年》說：「年分為四時，序為五節。」《管子・五行篇》說：「作立五行，以正天時，五官以正人位。」《漢書・藝文志》說：「五行者，五常之行氣也。」於此可知，「行」本指運動狀態，指天體的運動。

《史記・曆書》說：「黃帝考定星曆，建立五行。」五行，就是天體運行的五種常態，故《素問・五運行大論》說：「黃帝坐明堂，始正天綱，臨觀八極，考建五常。」從而專設《五常政大論》一篇專論五行五運的平氣及太過、不及的三種變化態勢，這就是《素問・生氣通天論》說的「其生五，其氣三」。

按照《周髀算經》所載「七橫六間圖」來說，此則為「五橫四間」而表示四季八節的變化，對應八卦。

---

❶ 陳久金等：《中國古代天文與曆法》第66頁，中國國際廣播出版社，2010年。

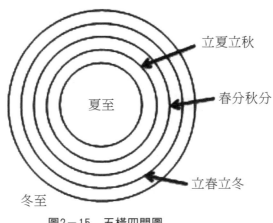

圖2-15　五橫四間圖

山東莒縣凌陽河小山崗考古遺址屬於大汶口文化，其出土文物上有🜚圖，直觀地描繪了太陽五運行於山頭的情況，秦廣忱先生認為這是「五峰紀曆」圖[1]，屬於「五橫四間」圖，即四季八節劃分圖，對應八卦。

(6) 第一天文儀器的發明──立杆

古人最初觀察太陽是為了作息，即所謂「日出而作，日入而息」，漸漸認識到太陽對人類生存的重要性以後，就開始研究太陽的運動規律了，並在實踐中發明了立杆測日影之術，立杆就成了最古老最簡單的天文儀器了。

立杆──測日影的工具「表」的發明，是古人研究太陽運動從感性認識發展到理性認識，從被動發展到主動，逐漸走向了科學研究天文曆法方向。

立杆測日影的研究工作在《內經》有明確記載。

---

[1]　秦廣忱：《八卦起源新説》，載《大道之源》，湖南大學出版社，1993年。

如《素問‧生氣通天論》說：「天運當以日光明。」

《素問‧六微旨大論》說：「因天之序，盛衰之時，移光定位，正立而待之。」

《素問‧八正神明論》說：「因天之序，盛衰之時，移光定位，正立而待之。」

《素問‧六節藏象論》說：「立端於始，表正於中，推餘於終，而天度畢矣。」

王小盾說：太陽祭祀的主持者或曆法的執行者統稱「羲和」。從天文學角度看，所謂「寅賓出日」和「寅餞納日」，其實指的是一種觀測、記錄日影的儀式：在日初升的時候和日終沒的時候把陽光投射在圭表上的第一個和最後一個陰影端點標記下來。因此羲和也可以說是觀測和報告日影的人。❶ 陸思賢說：❷

《說文》：「堯，高也，從垚（⼂幺）在兀上，高遠也」，又「垚，土高也，從三土」。「三土」即疊土為柱，堯字本義是土柱子；土柱子放在「兀」上，成為高臺土柱，可用於觀測太陽晷影，即《周禮‧地官》的「土圭之法」，是立杆測影的圭表。「放勳」是放射光芒之意，形容太陽。有著太陽的照射，進行立杆測影，故稱「欽明文思安安」。注：「照臨四方謂之明，經緯天地謂之文。」此「經緯」者實指立杆測影確定方位，故下文接著說：「光被四表，格於上下。」「四表」者立杆測影的地

---

❶ 王小盾：《四神：起源和體系形成》第104頁，上海人民出版社，2008年。

❷ 陸思賢：《神話考古》第12頁，文物出版社，1995年。

平日晷上東、西、南、北四根立柱，在此觀測晷影，故稱
「格於上下」。由此下接「乃命羲和，欽若昊天，曆象日
月星辰」，正式做立杆測影工作了。讀完《堯典》讀《舜
典》、讀《禹貢》，堯、舜、禹禪讓的神話內容全部冰釋，
講的是一年四季立杆測影的神話。但立杆測影的方位已改
在從東方開始。《堯典》說：「分命羲仲，宅嵎夷，曰暘
谷，寅賓出日，平秩東作，日中星鳥，以殷仲春。」注：
「宅，居也，東表之地稱嵎夷。」「東表」即地平日晷東
側的圭表，象徵著東方太陽升起的地方；曰「暘谷」，實
際是地平日晷東側的水槽，是用於控制晷影盤水平地面
的；在此有「扶桑」，實為東表立杆，晷影在立杆上開始
出現，曰「日出扶桑」；這時白天黑夜等長，稱「平秩東
作」，也即仲春或春分的節令。

　　說明土圭是古人製造的一種簡單天文儀器，用以測
量日影，來確定節氣和一年時間的長短。劉文英說：「從
『圭』的字形推測，『圭』原來可能是用泥土疊起來的一
根土柱，因之土圭本身就是一根立表。只是後來由於用木
柱、石柱代替了土柱，土圭轉而成了測影尺的名稱。」❶
這一說法是正確的。土圭是古人的一大發明，可能是中國
的第一大發明。立杆是最古老最簡單的天文儀器，可以用
來定方向、定時間、定節氣、定地域及定回歸年長度。

　　立杆，後來發展為最古老的天文學儀器——圭表，表
是直立的標杆用以測日影，圭是南北平放的尺規用以度量

---

　　❶ 劉文英：《〈易〉的抽象和〈易〉的秘密》，載《大易集成》第43
頁，文化藝術出版社，1991年。

日影長度，表和圭互相垂直。

　　《中國天文學史》說，立杆測日影的方法大概出現於新石器時代中期，表大概出現於春秋時期，規定長度為八尺。銅表出現於西漢。❶ 詳見下圖。

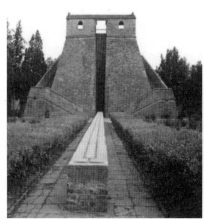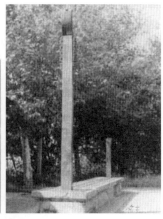

圖2-16　圭表圖

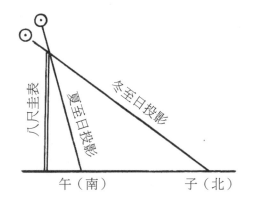

圖2-17　立杆測影示意圖

---

❶ 中國天文學史整理研究小組：《中國天文學史》，科學出版社。

趙永恆先生用天文學方法研究認為,《周髀算經》所記實測夏至和冬至的日影長度約在西元前511年左右（年代範圍為西元前577年至前445年），觀測地點的地理緯度為35.20度左右，可能是在邾國都城「繹」（山東鄒城嶧山鎮紀王城）觀測的。《周禮》記載的夏至和冬至的日影長度資料的觀測年代在西元前1035至前1028年之間，屬於西周初年。

史載周成王八年,「周公卜洛」。按夏商周斷代工程的成果，成王八年即西元前1035年，恰好在數據擬合的觀測年代範圍之內。因此,《周禮》中的數據應該是「周公卜洛」時的觀測結果。其觀測地點的地理緯度是34.32度左右，則「周公卜洛」的地點是「陽城」，即今河南登封告成鎮，其地理緯度為34.42度。

《易通卦驗》記載的夏至和冬至的日影長度數據的測量年代在西元前2044至前2039年之間，屬於夏朝初期。觀測地點的地理緯度為34.22度左右，為「禹都陽城」的陽翟（今河南禹州），地理緯度為34.16度。❶

這說明我們的祖先最遲在距今4000年前就發明了天文儀器——表。這也得到了考古資料的證實，西元前4000年中葉的仰韶時代不僅已經發現象徵性的周髀遺跡，❷甚至山西襄汾陶寺的夏代或先夏時代墓葬也已經出土完整而

---

❶ 趙永恆：《周髀算經與陽城》，發表於《中國科技史雜誌》2009年30卷第一期，第102-109頁。

❷ 馮時：《河南濮陽西水坡45號墓的天文學研究》，《文物》1990年第3期；《中國天文考古學》，中國社會出版社2010年版，第377-379頁。

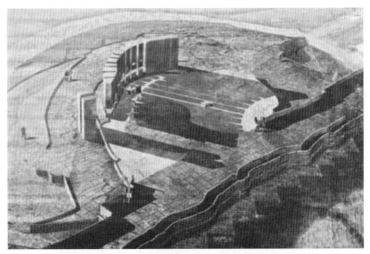

圖2-18(1)　古觀象臺原理虛擬示意圖（網下）

且精緻的圭表儀具❶。

(7) 發現勾股理論

　　立杆測日影的發現，創建了圭表理論體系，我國古人在圭表測日影的科學實踐活動中，進一步發現了勾股理論，勾股理論就記載於《周髀算經》之中。

　　以表杆八尺為股，以表杆投影為勾，弦是表杆頂頭至勾端的斜線。見圖2-18(2)。

❶ 中國社會科學院考古研究所山西隊、山西省考古研究所、臨汾市文物局：《陶寺遺址發現陶寺文化中期墓葬》，《考古》2003年第9期；何駑：《山西襄汾陶寺城址中期王級大墓ⅡM22出土漆杆「圭表」功能試探《自然科學史研究》第28卷第23期，2009年；馮時：《陶寺圭表的初步研究》，文本·圖像·記憶國際學術研討會論文，上海，2011年1月。

勾，即表竿的投影，弦是表頂至地面的斜邊，為便於以勾股定義進行計算，所以故人以八尺（或八尺的倍數）作為表的長度。

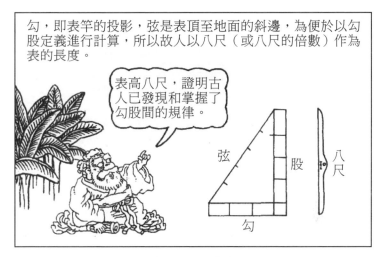

表高八尺，證明古人已發現和掌握了勾股間的規律。

弦　股　八尺

勾

圖2-18(2)　勾股示意圖（周春才）

(8) 發明日晷儀

在圭表測影定時間的基礎上，古人又發明了最早的專業計時器——日晷儀。圭表是一種地平式的計時器，於是人們開始發明式盤樣在盤中央垂直豎立一個細杆就成了後來的日晷儀。

日晷又稱日規、日圭、晷表，是我國古代天文工作者利用日影測得太陽時刻的一種計時儀器。當表影指向正北的瞬間被定為當地正午真太陽時十二時。

工作原理：

在晷面上刻畫出12個大格，每個大格代表兩個小時。日晷的表影每時移動一格，像鐘錶一樣。因為觀測地點不在北回歸線上，所以要有一個角度。

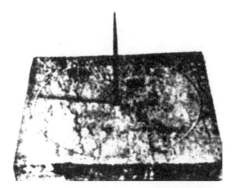

圖2-19(1) 洛陽金村出土的秦漢日晷

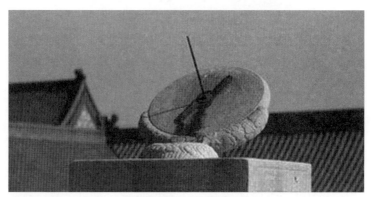

圖2-19(2) 古代日晷

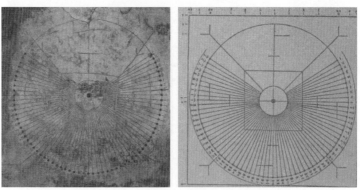

圖2-20 內蒙古托克托出土晷儀及摹本

(9) 立竿測日影誕生了太極圖

研究太陽運動規律的重要方法是移光定位立杆測日影，立杆測日影研究的成果之一，就是產生了太極圖。

關於太極圖的起源，我在1992年第5期《晉陽學刊》上已發表了《論太極圖是原始天文圖》一文闡述了我的觀點，認為太極圖起源於古人立竿測日影的實踐中。它是古人在長期崇拜太陽活動中仔細觀測太陽運動規律的成果，這是一項偉大發明，證明古人對自然界的認識有了一個質的飛躍，脫離了愚昧時代，向科學邁進了一大步，閃爍著中華文明進程的光輝。

我認為，太極圖雖畫的是平面圖，而實質是古人立竿測日影的產物，由此而所得的太陽視運動立體投影圖，是空間與時間構成的一幅圖。

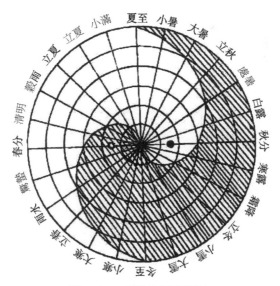

圖2－21　原始實測太極圖

　　據立杆測日影說，將太極圖復原為立體投影圖，可對太極圖做出科學的解釋。在一定程度上可填補古人（原始氏族時代）畫太極圖所依的科學證據，這對研究中國古代科學技術發展史至關重要。古人直觀注意到，冷熱往復變化與太陽的運動有關，從太陽在地上的投影規律，來研究探索太陽的視運動規律對生物的影響關係。

　　這是唯一正確的太極圖，來於自然，故稱其為「天地自然太極圖」或「古太極圖」，其餘各種形態的太極圖都是贗品，多為臆測。

　　從以上的敘述說明，中國古代不但有科學，而且有了系統科學，特別是在天文、曆法方面的發展，它是一切科學的基礎。不過科學是有時間性和地域性的，中國古人的科學思維，不同於西方人的思維罷了，怎麼能拿西方的近代科學與中國的古代科學相比呢？

(10) 太陽運動誕生了河圖、洛書

　　孔子在《繫辭傳》中說：「《易》有太極，是生兩儀，兩儀生四象，四象生八卦，八卦定吉凶，吉凶生大業。是故法象莫大乎天地，變通莫大乎四時，縣象著明莫大乎日月。崇高莫大於富貴，備物致用，立成器以為天下利，莫大乎聖人。探賾索隱，鉤深致遠，以定天下之吉凶，成天下之亹亹者，莫大於蓍龜。是故天生神物，聖人則之。天地變化，聖人效之。天垂象，見吉凶，聖人象之。河出圖，洛出書，聖人則之。」孔子明確指出，易、太極、兩儀、四象、八卦都與天地日月四時有關，「聖人象之」的是這些「天象」，當然「聖人則之」的也應是「天象」

　　了，所以河圖、洛書也應與這些「天象」有關。它們到底是什麼關係呢？請看下文。

　　對於太陽周日的朝、午、夕、半夜四特徵點和太陽周年的冬至、春分、夏至、秋分四特徵點，我國古代賢哲早有認識。根據馮時先生的研究成果，中國古賢對分至四氣特徵點的認識，早在西元前4500年前的河南濮陽西水坡45號墓的墓穴形狀表現出來，還有西元前3000～2500年的遼寧省建平縣牛河梁三環石壇遺址及山東大汶口文化遺址也提供了重要依據。最早記載四特徵點的文獻是《堯典》，其後是殷代的甲骨文。

　　既然古人對太陽運動的四特徵點已有認識，那麼對朔望月明顯的朔月、上弦、望月、下弦四特徵點不可能不知道。對朔望月四特徵點的明確記載，最遲是周代，稱作既生霸、既死霸、既望、月吉、初吉、既吉等。

　　對於日月四象特徵點的運動，老子《道德經》稱作風箱運動，謂：「天地之間其猶橐籥乎？」朱燦生先生據此建立了「宇宙風箱模型」，朱先生分析了月地日的開發系統運動，揭示了一系列月地日運動規律，如：

　　①15近點月構成月亮的一個回歸週期，相應的為14朔望月；

　　②月亮在近地點和遠地點之間做風箱式週期運動，每一近點月包含著四個特徵點（四象）；

　　③每一特徵點包含著速度V和加速度a這兩個變數的極值或0，兩個變數互為消長，從而起著自調節作用；

　　④每相鄰的4個特徵點構成一組四象，一周15近點

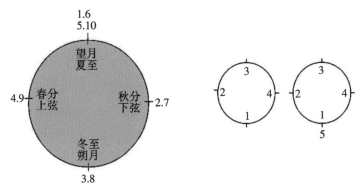

圖2-22　日月運動封閉5數週期示意圖

月，四象經15次編碼，即為六十卦，16近點月構成首尾相似的封閉週期，四象經16次編碼，即為64卦；

　　⑤由此可見，四象是穩定的結構單位，八卦是四象的編碼。

　　鄭軍先生依次建立了四象4特徵點結構週期和四象封閉週期的5特徵點結構。（朱先生用近點月，我用朔望月，因為古人到漢代才知道近點月，遠古人不知道近點月。）

　　我認為，日月地的這些運動規律週期，正是古人發明河圖、洛書和伏羲八卦圖的源泉。在四象週期中，只是回復位相，而沒有回到始點位置，只有在封閉週期中才能回歸始點位置。一個完整封閉週期的終點，也是下一週期的始點。

　　鄭軍先生說：「只有按始點終點劃分的週期，才能表現出週期的固有性質。例如，八卦的對位互補均衡性，錯一個位置即表現出不完整或表現不出來。由此可見，週期

運動絕不是在一個圓周上打圈子的簡單重複，而是以終點為過渡點的從一個層次進入高一級層次的螺旋式上升過程，不同層次之間的性質不會雜位而居。」

一個封閉四象週期是5特徵點結構，陰陽兩組封閉四象週期又構成一個高級週期，然而，陰組封閉四象週期的終點，也是陽組封閉四象週期的始點，從而合成一個螺旋式上升的9特徵點結構運動週期，古人據此發明了洛書。

太陽螺旋式上升開放圓周視運動有兩種形式，一是太陽東升西落的順時針螺旋式開放圓周運動；一是太陽南北往來的逆時針螺旋式開放圓周運動。

今以太陽周日視運動順時針左旋螺旋式開放圓周運動為例說明於下，即圖2-23 A圖。其一完整週期是60天，即中醫說的一氣之長。A圖的展開式即為B圖，其中1與6對、2與7對、3與8對、4與9對，5位中間的始點和終點位，其另一特性是在一條直徑上的三數之和為15，如1、5、9三數。若按B圖的數序方向置放兩儀四象，就會得到C圖。將C圖按三數和為15的原則排列各數，就可得到洛書。這裡有著嚴密的數學邏輯原理，不是人為的，它來源於日月地運動規律。

月亮伴隨地球繞太陽運行的朔望月有封閉的5特徵

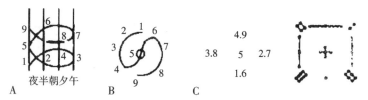

圖2-23　（A圖是日月開放式螺旋視運動圖，B圖是其俯視圖）

點，地球繞太陽也有封閉的5特徵點（俯視圖2－23A圖即得圖B的封閉週期圖）。我們用展開的紙條如下圖2－24來表示，這個圖表示一個完整的大週期所包含的陰陽兩個封閉小週期（不同於西方一個圓的週期理論），這是中國傳統文化特有的週期理論：

1	2	3	4	5（陽週期）
6	7	8	9	10（陰週期）

圖2－24　5數週期

《周易·繫辭傳》說：「天一，地二，天三，地四，天五，地六，天七，地八，天九，地十。天數五，地數五，五位相得而各有合。天數二十有五，地數三十，凡天地之數五十有五。此所以成變化而行鬼神也。」天數一、三、五、七、九奇數為陽，地數二、四、六、八、十偶數為陰。《素問·陰陽應象大論》說：

陰陽者，天地之道也，萬物之綱紀，變化之父母，生殺之本始，神明之府也……積陽為天，積陰為地。

於此可知，天數、地數代表了天地陰陽的變化，而四時陰陽變化的模型圖是太極圖。據此可以繪製出圖2－25。

《說文解字》說：五，從二，從乂。「二」代表天地，「乂」表示互相交錯。本義：交午。即陰陽在天地之間交午，故五居中。因此，將天地數按五方位可寫成如圖2－26。

這不就是河圖之數嗎？

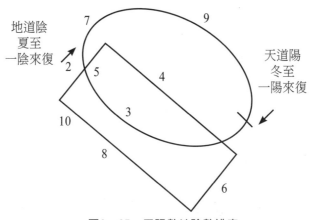

地道陰
夏至
一陰來復

天道陽
冬至
一陽來復

圖2－25　天陽數地陰數排序

2.7

3.8　　　5.10　　　4.9

1.6

圖2－26　河　圖

天一對應地六，故云「天一生水，地六成之」。地二對應天七，故云「地二生火，天七成之」。天三對應地八，故云「天三生木，地八成之」。地四對應天九，故云「地四生金，天九成之」。天五對應地十，故云「天五生木，地十成之」。

從圖2－26也可以看出河圖來源於太陽視運動規律（參見《金匱真言論》及運氣大論）：

東方三八，

南方二七，

中央五十，

西方四九，

北方一六。

這說明河圖是表示太陽視運動封閉週期的圖。中國傳統文化的一個完整週期是由陰陽兩個小週期組成的，不是西方文化所說的一個圓周就是一個週期。兩個封閉週期組成一個完整的有9個特徵點（去掉一個中間的重合點）的開放週期，就是洛書表示的圖。

第二，河圖、洛書不但是中國傳統文化的重要內容，也是中醫五運六氣的重要內容。我們按照圖2−23的A圖只在一個面上運動，就可以得出五運六氣臟氣法時的天干合化五行的理論：

封閉朔望月週期表

1.甲	2.乙	3.丙	4.丁	5.戊
6.己	7.庚	8.辛	9.壬	10.癸

(11) 天象變化

為了說明天象變化對人類生存的影響，常常用天文學中的天文座標系來說明問題。

2. 面南夜裡觀察月亮

(1) 月亮週期運動

古人白天觀察太陽運動，夜裡最大的天象是月亮，所以古人夜裡最早是觀察朔望月運動。人們看到的月相晦朔弦望循環運動，就是朔望月週期。

如《素問・八正神明論》記載：「月始生則血氣始精

從圖中可以清楚地看出五運來源於日月運動週期，五天表示的是五季五行的顏色，不是呈現在天上的五種顏色，更不是什麼極光。五運對應春季，戊癸火對應夏季，甲己土對應於長夏，乙庚金對應於秋季，丙辛水對應於冬季。

所謂首甲定運，就是從長夏土開始，就是從太極開始，從一年之中開始，從殷曆年首（鄭慧生：建未說，大暑節）開始。

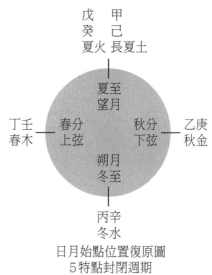

蒼天、丹天、黅天、素天、玄天是怎麼來的

戊　　甲
癸　　己
夏火　長夏土

夏至
望月

丁壬　　春分　　　　秋分　　乙庚
春木　　上弦　　　　下弦　　秋金

朔月
冬至

丙辛
冬水

日月始點位置復原圖
5特點封閉週期

圖2－27　五運示意圖

……月廓滿則血氣實……月廓空則肌肉減……」《靈樞‧歲露論》說：「月滿則海水西盛……月廓空則海水東盛。」這裡的「月始生」「月廓滿」「月廓空」，就是指月相的變化。

當月球運行到太陽與地球之間，表現為與太陽同起落時，地球上見不到月光，為一月之始，稱朔。當月球與地球的聯線和太陽與地球的聯線成直角時，地球上見到半月，稱弦。當地球運行到太陽月球之間，地球上的人見到滿月時，稱望。回復到週期的最後一天稱晦。月相由朔而弦、而望、而弦、而晦的整個週期，稱太陰月。

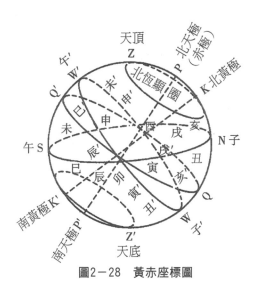

圖2－28　黃赤座標圖

　　殷商時代甲骨文已經記載有古人觀察朔望月運動的文
獻。[1]

　　《內經》闡述朔望月，只重視「月有大小」（《素
問・寶命全形論》）的月相變化，而無精確的陰曆日期。
不過在針刺療法時用到了較精確的朔望月陰曆日期。如
《素問・繆刺論》說：「邪客於臂掌之間，不可得屈，刺
其踝後，先以指按之痛，乃刺之，以月死生為數（按：望
日以後，月亮向缺為月死，朔日以後，月向圓為生），勝
一日一痏，二日二痏，十五日十五痏，十六日十四痏。」
「勝一日一痏，二日二痏，漸多之，十五日十五痏，十六
日十四痏，漸少之。」

　　現據《靈樞・歲露論》《素問・八正神明論》《素

問‧繆刺論》《素問‧刺腰痛論》，將月相變化週期同傳
世農曆日期對照列表於下：

表2-1　月相變化日期表

月相	月相滿空（大小）變化節律			月相生死節律	
變化週期	月生	月廓滿	月廓空	月生	月死
月相	新月、上弦	凸月、望、凸月	下弦、殘月、朔	由朔變望	由望變朔
傳世農曆日期	約初二至初九	約初十至二十	約二十一至初一	初一至十五	十六至二十九、三十

　　一個朔望月長約29.5305天。《內經》還提到了月
分大小，積氣餘而盈閏與日月食的問題（見《靈樞‧癰
疽》《素問‧六節藏象論》）。

　　另外，《靈樞‧歲露論》《靈樞‧九針論》《素問‧
六元正紀大論》等篇還多次提出朔日的問題。朔日指朔
望月的初一日。正月朔日一般在立春節前後（《靈樞‧歲
露論》《素問‧六元正經大論》《靈樞‧陰陽系日月》《素
問‧脈解》）。古人為什麼重視朔日呢？這可能是因為
「一個曆法什麼時候測制，並不是利用節氣，而是利用月
朔的差別」。● 看來重「朔」的目的是重視曆法。

　　古人將他們觀察到的月亮視運動規律記載於《周易參
同契》之中，謂：

　　三日出為爽，震受庚西方，八日兌受丁，上弦平如

● 陳美東：《古曆新探》第522頁，遼寧教育出版社，1995年。

繩；十五乾體就，盛滿甲東方。蟾蜍與兔魄，日月無雙明。蟾蜍視卦節，兔魄吐生光。七八道已訖，曲折低下降。十六轉受統，巽辛見平明。艮直於丙南，下弦二十三。坤乙三十日，東方喪其朋。節盡相禪與，繼體復生龍。壬癸配甲乙，乾坤括始終。七八數十五，九六亦相應，四者合三十，易象索滅藏。八卦布列曜，運移不失中。❶

　　古人並將朔望月視運動週期規律繪成月體納甲圖。

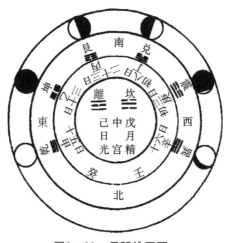

圖2－29　月體納甲圖

　　朔望月初一到十五，上半月是黃昏觀月，從初一在西方而南，到十五黃昏出現在東方。十六到三十，下半月是清晨觀月，從十六在西方而南，到三十清晨出現在東方（見圖2－30）。

❶ 潘啟明：《周易參同契通析》第28頁，上海翻譯出版社，1990年。

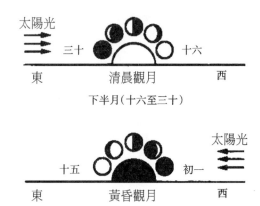

圖2－30　晨昏觀月圖

　　從「晨昏觀月圖」可以看到，每一朔望月的上半月與下半月的月相盈縮方向相反，與太陽的周年視運動南北往返一樣，這是一條很重要的自然規律現象，卻不被人注意。從一年看，上半年與下半年的朔望月運動也有此規律。大到兩年、四年、五十四年、一百零八年等亦然。如五十四年分成兩半，每半二十七年，前二十七年與後二十七年就各為一子週期。這是以朔與望連線分成陰陽兩部分，稱子午線法。若以上弦與下弦連線分成陰陽兩部分，稱卯酉線法。

　　這樣子午線和卯酉線就把月相週期劃分成了四部分，似太陽之四時季節，稱四象，以朔、上弦、望、下弦為四象始點，這四點稱朔望月的特殊點。古人觀察月亮運動規律強調的就是這四象的四特徵點。《周易參同契》說：「晦至朔旦，震來受符。」震象應歸屬晦朔月範圍內。《周易

參同契》又說：「十六轉受統，巽辛見平明。」巽象應歸屬望月範圍內。

(2) 潮汐週期

我在《中醫運氣學解秘》中（第20頁至33頁），從解析天綱圖（即人們所說的五氣經天圖）得知，地支表示太陽運動規律，以計月；天干來源於月體納甲圖表示月亮的運動規律，以記年運。這和現代科學家的說法相一致，張巨湘先生在其《天災預測最新的原理和方法──天文氣象超長期預報新學科》❶一文中提出的用三個天氣動力學預測天災就是如此，他說太陽天氣動力學中的太陽天氣管各月，海洋天氣動力學中的海洋天氣管各年，月球天氣動力學中的月球天氣既管月又管年，又管到6～9天的「自然天氣週期」之強、中、弱。

17太陽天氣運動管各月就用十二地支表示，司天之氣主上半年陽氣的六個月，在泉之氣主下半年陰氣的六個月。海洋天氣管各年就用天干表示，如此才能明白為什麼大運主管全年，而海洋天氣的運動主要是潮汐和海洋流運動卻與月亮有密切關係，故用月體納甲圖的十天干表示。這在《內經》都有論述，如：

人與天地相參也，與日月相應也。故月滿則海水西盛，人血氣積，肌肉充，皮膚致，腠理卻（閉），煙垢著。當是之時，雖遇賊風，其入淺不深。至其月廓空則海水東盛，人氣血虛，其衛氣去，形獨居，肌肉減，皮膚

---

❶ 張巨湘：《張巨湘三象年曆》第113頁，山西經濟出版社，1993。

縱，腠理開，毛髮殘，膲理薄，煙垢落。當是之時，遇賊風則入深，其病入也卒暴（《靈樞·歲露論》）。

月始生則血氣始精，衛氣始行。月廓滿則血氣實，肌肉堅。月廓空則肌肉減，經絡虛，衛氣去，形獨居。（《素問·八正神明論》）。

人與月相應也，月滿血氣過實，則血氣揚溢，絡有留血而成「血氣積」之病。月空血氣虛，容易受邪得急暴之病。這說明在朔月和望月之時，易給地球上的生物帶來災難。如海水的潮汐現象和婦女月經變化就是典型的實例，行經期多在朔月前後。

就動物來說，如望月蟹黃豐滿，朔月反之，所以《本草綱目》說：「腹中之黃，應月盈虧。」牡蠣（蚌蛤）的活動、遷移、附著及開合，都按照月相的規律進行。烏龜、老鼠的新陳代謝，也受朔望月週期的影響。植物中的胡蘿蔔也受月相盈虧的影響。

潮汐有兩種週期，一是一日兩度潮，每天推遲50分鐘發生，恰恰是月亮兩次上中天的時間。二是朔望月潮汐週期，包括了太陽的引潮力。太陽、月亮對地球都有一定的引力，而發生潮汐，稱作太陽潮或太陰潮。

太陽或月亮對地球上同一點所產生的引潮力，與太陽或月亮的品質成正比，而與它們同地球之間的距離的立方成反比。因此，太陽的品質雖然是月亮品質的2700萬倍，但月亮同地球的距離只有太陽同地球距離的1/390，所以月亮的引潮力為太陽引潮力的2.25倍。當朔月與望月時，日地月三體一線，日月對地球的引力合在一起時引潮

力最大，發生的潮汐最大，稱之「大潮」，對生物影響最大。在上弦月與下弦月時，日月引潮力有相抵消的因素，合力最小，潮汐為「小潮」，對生物影響相對較小。對生物影響大的災害就大。

「海水東盛」「海水西盛」之說，使我想起了錢塘江一帶的觀潮之事。太平洋的「海水東盛」和「海水西盛」，當與帶有破壞性天氣現象的厄爾尼諾和拉尼娜有關。厄爾尼諾現象發生，使太平洋西部發生嚴重旱災和太平洋東海岸發生水災。拉尼娜現象則與之相反，使太平洋西海岸發生水災和太平洋東海岸發生旱災。這就造成了大運的太過與不及，太過用陽天干表示，不及用陰天干表示。

以太陽和月亮運動規律來預測天災，古人有很多科學總結，如《漢書・天文志》說：

若日之南北失節，晷過而長為常寒，退而短為常燠……晷長為潦，短為旱。

……

若月失節度而妄行，出陽道則旱風，出陰道則陰雨……月為風雨……月出房北為雨為陰……出房南為旱……。❶

月行用天干表示，日行用地支表示，故干支能標識日月的運行規律。古人還把日月的行程和二十八宿結合起來定自然現象，如《詩經》上說「月離於畢，俾滂沱

___

❶ 班固：《漢書》第583─584頁，岳麓書社，1994年。

兮」（竺可楨解釋為「月離於畢指的是望月多雨」），《洪範》上說「月之從星則以風雨」，《史記・天官書》上說「箕主八風，月宿其野，為風起」，又說「軫為車，主風」。

3. 觀 星

(1) 五大行星運動

《素問・天元紀大論》說：「太虛廖廓……九星懸朗，七曜周旋……」七曜，指日月與金、木、水、火、土五大行星。《內經》稱木星為歲星，火星為熒惑星，土星為鎮星，金星為太白星，水星為辰星。九星指北斗九星，有二說：

A.有二顆星──玄武、招搖已經離開北斗斗柄。

B.第一星為天樞，第二星為天璇，第三星為天璣，第四星為天權，此四星連成方形如斗，統稱為「魁」。第五星為玉衡，第六星為開陽，第七星為瑤光，此三星連成一線，統稱為「杓」，開陽瑤光之旁有小星，左為輔，右為弼，合為九星。黃石公以第一星貪狼為天樞，第二星巨門為天璇，第三星祿存為天璣，第四星文曲為天權，第五星廉貞為玉衡，第六星武曲為開

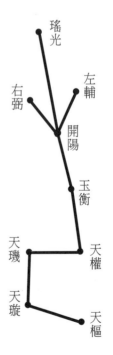

圖2-31　九星圖

陽，第七星破軍為瑤光，第八星是左輔，右弼為太陽太
陰，其九星次序是：貪狼、巨門、祿存、文曲、廉貞、
武曲、破軍、輔弼。《天文考異一》：「陶宏景《冥通記》
曰：北斗有九星，今星七見，二隱不出。」

　　五星是太陽的行星，與地球一樣圍繞太陽在公轉。
若以地球為參照物，那麼五星也伴隨太陽繞地球做右旋運
動，而對地球產生影響。因此，《內經》認為五星與歲候
的變化有很密切的關係。如《素問・氣交變大論》說：

　　夫子之言歲候，其太過不及，而上應五星。……帝
曰：其應奈何？岐伯曰：各從其氣化也。

　　帝曰：其行之徐疾逆順何如？岐伯曰：以道留久，
逆守而小，是謂下；以道而去，去而速來，曲而過之，是
謂省遺過也；久留而環，或離或附，是謂災與其德也；應
近而小，應遠則大。芒而大，倍常之一，其化甚，大常之
二，其眚即也；小常之一，其化減；小常之二，是謂臨
視，省下之過與其德也。德者福之，過者伐之，是以象之
見也，高而遠則小，下而近則大，故大則喜怒邇，小則禍
福遠。歲運太過則運星北越，運氣相得則各行以道。故歲
運太過，畏星失色而兼其母，不及則色兼其所不勝。肖者
瞿瞿，莫知其妙，閔閔之當，孰者為良，妄行無徵，示畏
侯王。

　　帝曰：其災應何如？岐伯曰：亦各從其化也。故時至
有盛衰，凌犯有逆順，留守有多少，形見有善惡，宿屬有
勝負，徵應有吉凶矣。

　　帝曰：其善惡何謂也？岐伯曰：有善有怒，有憂有

喪，有澤有燥，此象之常也。必謹察之。

《素問‧金匱真言論》說：

東方色青……其應四時，上為歲星。

南方色赤……其應四時，上為熒惑星。

中央色黃……其應四時，上為鎮星。

西方色白……其應四時，上為太白星。

北方色黑……其應四時，上為辰星。

《素問‧五常政大論》和《素問‧六元正紀大論》還論述了六氣與五星的關係如下表：

表2-2　六氣配五星

六氣	厥陰	少陰少陽	太陰	陽明	太陽
五星	上應歲星	上應熒惑星	上應鎮星	上應太白星	上應辰星

《內經》認為，五星的視運動有如下情況。五星向前的視運動稱為「順」，向後的視運動稱為「逆」，遲緩的運動稱為「徐」或「遲」，意外的快速運動稱「疾」，停在某處視之不動稱為「留」，停留超過20天稱為「守」，逆行轉為順行，在軌道上畫出一圈稱為「環」。

五星的亮度可分常、常一倍、常二倍、小常一倍、小常二倍五個等級。這種亮度變化與五星離地球的遠近有關，因此，對氣候與人的影響也有「過」與「德」的不同影響。並說五星運行離大地的遠近，能影響人們的情感與禍福，熒惑星主「喜」，鎮星主「憂思」，太白星主「悲」，辰星主「憂悲」，歲星主「怒」。

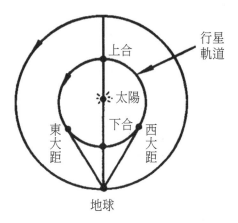

圖2－32　地內行星的運動

　　從五大行星的視運動看，可分為外行星和內行星。金星、水星為內行星，離太陽比地球更近，總在太陽附近徘徊，運行軌道在地球軌道之內（見圖2－32），晨出時最大角距離為「西大距」，昏出時最大角距離為「東大距」，與太陽同黃經時稱為「合」。

　　在「上合」時，內行星與地球分別位於太陽兩側，在此前後最亮，對地球引力小，即對地球的影響小。而「下合」時，內行星位於地球和太陽之間，在此前後最暗，對地球引力大，即對地球的影響大。由於內行星與地球同繞太陽公轉，它們的軌道面又都有一定夾角，因此從地球上看去，內行星在恒星中間出現了順行──守──逆行──又守──又順行的現象。

　　火星、木星、土星為外行星，離太陽比地球更遠，與太陽的角度沒有任何限制。外行星的軌道在地球外面，所以不會有「下合」，而只有「上合」（見圖2－32）。外行

星的公轉週期比地球長，當地球公轉一周時，外行星僅在軌道上走了一段弧。外行星與地球赤經相差180度時，稱為「衝」。由於地球軌道速度比外行星軌道速度快，所以從地球上看去，衝前後外行星逆行，而在合前後外行星順行，順行與逆行之間轉變經過「守」。在「上合」前後，外行星最亮。❶ 五星在「留」時對地球的影響時間長。

有人將五天之氣解釋為雲氣或極光，那是欠妥當的。五天之象與五運土、金、水、木、火有關。五運雖本源於月亮運動，但月亮無五色之分。五運既然合天象之五色，那麼在天象中呈現五色的天體是什麼呢？我認為應該是上應五運的五星——鎮星、太白星、辰星、歲星、熒惑星。鎮星應中央黃色，太白星應西方白色，辰星應北方黑色，歲星應東方青色，熒惑星應南方紅色。

五星與五運關係最密切的就是行星的顏色。五星之

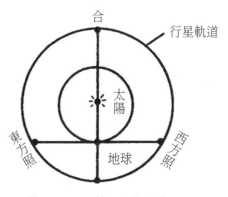

圖2－33　地外行星的運動

---

❶ 雷順群主編：《〈內經〉多學科研究》第223-224頁，江蘇科學技術出版社，1990年。

色應五方之色為常色，不應五方色則為災變色。司馬遷在
《史記·天宮書》中說：五星，白色為喪、旱，赤色為
兵，青色為水，黑色為疾、多死，黃色為吉。將行星分成
五種顏色，用什麼做標準呢？古人的辦法是先選定天上的
五顆恒星作為顏色標準星——這樣做從現代天文學角度來

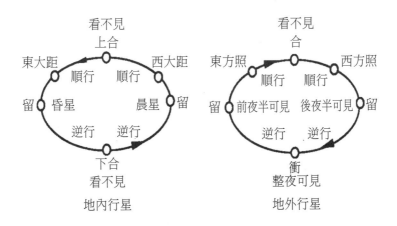

地內行星　　　　　　　　地外行星

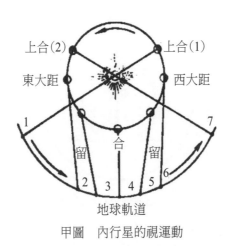

甲圖　　內行星的視運動

圖2-34(1)　五星運動示意圖

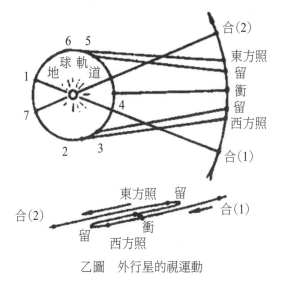

乙圖　外行星的視運動

圖2－34(2)　五星運動示意圖

看很有道理，因為各恒星處在不同的演化階段，表面溫度也不相同，所以它們的顏色確實會各有不同。司馬遷《史記・天官書》所記五顆顏色標準恒星是：

白色：狼（天狼星，大犬座 a）

赤色：心（心宿二，天蠍座 a）

青色：參右肩（參宿五，獵戶座 ν）

黃色：參左肩（參宿四，獵戶座 a）

黑色（實即暗紅色）：奎大星（奎宿九，仙女座 β）

　　五大行星顏色標準既已確立，古人就據此進行行星預測。如《開元占經》20卷四十五引《荊州占》說：❶

　　太白色黃，國吉；色赤，有兵；色白，歲熟；色黑，有水。

---

❶ 瞿縣悉達：《開元占經》第492頁，岳麓書社，1994年。

引石氏說：

太白青角，有木事；黑角，有水事。

至此可知，《太始天元冊》所記載的日月五星視運動天象圖，它是以地心為參考，以黃道二十八宿為軌道驛舍，是日、月、五星運動變化的預測理論系統。

欒巨慶說：「太陽是維持地球上各地帶的季節正常循環的天體，只是由於行星和月亮位置的變化而使正常循環的季節受到干擾，從而出現雨季的提早或推遲，奇旱或大澇，奇寒或酷熱等反常天氣或異常氣候。」

又說：「日、月、行星它們雖是互相影響，但它們似乎還有較明顯的分工，各自都擔當了天氣變化的不同角色。太陽擔任蒸汽的製造者，行星擔任旱、澇的指揮者，月亮是行星的助手。」「黃道是作天文氣象預報的重要區域，『經驗對應區』的中軸線就是黃道圈。行星、月亮的視赤經、視赤緯對『對應區』的影響是否集中，就看它是靠近黃道還是遠離黃道。如果行星、月亮靠近黃道，則其影響就集中，特別是行星、月亮的軌道與黃道相交時，其赤經、赤緯的作用就

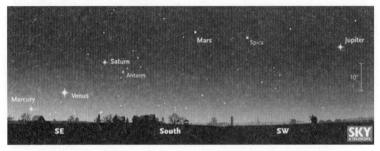

2016年1月21日至月底出現的五星弧形聯珠。

完全重合，時『對應區』的作用較大，這降雨量當然也更大。」❶

(2) 二十八宿（青龍、朱雀、白虎、玄武）

古人在長期的觀察太陽東升西落實踐中，如《堯典》記載的那樣，日出迎日，日落送日，逐漸在黃道附近發現了不少偕日升落的恒星，並用這些恒星作為計算日月行程的「日月舍」之處，由於每個朔望月大概只有二十八天，所以在黃道附近那些恒星中取出二十八顆星宿組成了二十八宿系統。又稱「二十八舍」。

月亮圍繞地球做公轉，而地球圍繞太陽做公轉。但對居住在地球上的人來說，地球是靜止的，人們看到的是太陽、月亮、星辰在圍繞地球轉。日月在天空運轉一周為360度，這360度稱作天度。所以《素問・六節藏象論》說：「天度者，所以制日月之行也。一日行一度，月行十三度而有奇焉。」

然而，天度是無形的，何以劃分？於是古人在實際觀測中就發明了用日月運行軌道附近的星辰作為標識，去度量日月的行程。如《素問・八正神明論》說：「星辰者，所以制日月之行也。」那些度量「日月之行」的星辰在日月運行軌道附近，應有相對穩定的位置，因此，它們應是恒星而非行星。它們就是分佈在黃道附近的二十八宿。所以，王充《論衡》說：「二十八宿為日月舍。」❷《呂氏春

---

❶ 欒巨慶：《星體運動與長期天氣地震預報》第14頁、3頁、16頁，北京師範大學出版社，1988年。

❷ 王充：《論衡》，上海古籍出版社，1990年。

秋·圓道》說：「月躔二十八宿，角與軫屬，圓道也。」
❶ 有了二十八宿量度日月運行的標尺，那麼，偕日出、偕
日沒的論點，衝日法的論點，昏中旦中測定太陽位置的論
點等，就全部包括其中了。

由於日月對地球的影響很大，所以《內經》非常重視
對日月的觀測，曾反覆地將日月並論，反覆論及其對人體
的影響。

《素問·上古天真論》說：「……有賢人，法則天
地，象似日月……」《靈樞·歲露論》說：「人與天地相
參也，與日月相應也。」這是論述天人相應之道，與「日
月」要「象似」。《素問·移精變氣論》說：「余欲臨病
人……欲知其要，如日月光，可得聞乎？……色以應日，
脈以應月……」這是說察色驗脈，要以日之光明以望色，
月之盈虛以驗脈。《素問·八正神明論》說：「願聞法往
古者。岐伯曰：法往古者，先知針經也。驗於來今者，先
知日之寒溫，月之虛實，以候氣之浮沉，而調之於身，視
其立有驗也。」為什麼法往古者，要「先知針經」呢？因
為針刺療法要如《素問·繆刺論》所說，針刺要「以月
死生為數」，必須注意按朔望月虛實日期。

既然《內經》如此重視日月運行，就必然重視量度日
月之行的二十八宿了。因此有關二十八宿的內容就記載到
《內經》中了。如《靈樞·衛氣行》說：

歲有十二月，日有十二辰，子午為經，卯酉為緯。

---

❶ 呂不韋：《呂氏春秋》第30頁，上海古籍出版社，1990年。

天周二十八宿，而一面七星，四七二十八星，房昴為緯，虛張為經。是故房至畢為陽，昴至心為陰，陽主晝，陰主夜。

眾所周知，二十八宿恒星即角亢氐房心尾箕、斗牛女虛危室壁、奎婁胃昴畢觜參、井鬼柳星張翼軫。一面七星，四面即青龍、朱雀、白虎、玄武四象。二十八宿的排列順序是逆時針右旋，其運動方向是順時針左旋。那麼，《靈樞經》的「房昴為緯，虛張為經」，是如何確定的呢？是據《尚書・堯典》天象定的。《堯典》載：

乃命羲和，欽若昊天，曆象日月星辰，敬授人時⋯⋯日中星鳥，以殷仲春⋯⋯日永星火，以正仲夏⋯⋯宵中星虛，以殷仲秋⋯⋯日短星昴，以正仲冬。

這裡的房昴虛張四仲中星，位於東西南北四方正位，分別在子午卯酉點上。

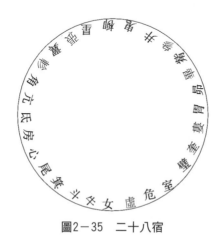

圖2-35　二十八宿

這不就是五運六氣天綱圖上二十八宿的位置嗎？

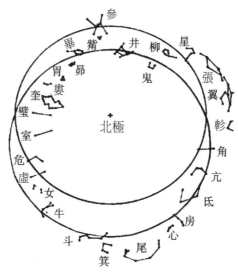

圖2-36　黃道二十八宿

二十八宿分為四組，每組七宿，東方七宿叫做青龍，南方七宿叫做朱雀，西方七宿叫做白虎，北方七宿叫做玄武。

4. 五運六氣天綱圖

現在中醫書籍大談中醫理論（包括運氣理論）源於道、氣、陰陽、五行，這種說法是不徹底的。其實，「道」的原生形態是指太陽視運動軌跡，陰陽也本源於日月運動，如《說文》說：「日月為易，象陰陽也。」《繫辭傳》說：「陰陽之義配日月。」因此我們說，中醫理論本源於天文。古人觀察到了太陽在南北回歸線之間的往來運動。

《周髀算經》對太陽周年視運動的描述是這樣說的：

冬至……日出巽而入坤，見日光少。夏至……日出艮而入乾，見日光多。

冬至晝極短，日出辰而入申，陽照三，不復九。夏至晝極長，日出寅而入戌，陽照九，不復三。❶

冬至日出辰而入申，說明辰申連線在南回歸線。夏至日出寅而入戌，說明寅戌連線在北回歸線。是天之陰——冬至點對應地之陽——南回歸線，天之陽——夏至點對應地之陰——北回歸線。據此繪圖如圖2-37：

我們白天觀察太陽運動都是面南觀天，太陽東升西落，從左向右運行，而地球自轉則是從西向東運行，故《素問‧五運行大論》說「上者（太陽）右行，下者（地球）左行，左右周天，餘而復會也」，上指太陽，下指地球。

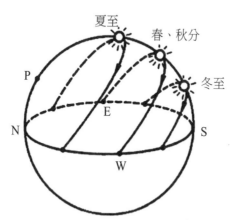

圖2-37　太陽東升西降視運動圖❷

---

❶ 趙爽注：《用髀算經》第24頁，上海古籍出版社，1990年。
❷ 蘇宜《天文學新概論》第58頁，華中理工大學出版社，2000年。

太陽的東升西落周日黃道視運動，實際上是地球的自轉運動，即赤道的左旋順時針方向運動，它同時帶動整個天球的運轉。太陽的周日視運動逐日一度地在天空中移動著，它是一種左旋螺旋式的運動。而太陽的周年黃道視運動卻是右旋的逆時針方向運動，實際上是地球的公轉運動，它是一種右旋螺旋式運動。這就是說，太陽黃道視運動，可分為周日和周年兩種，但二者的運動方向卻完全相反，是一種雙螺旋運動。中國天文學與中醫學稱之為「天氣右行」「上者右行」與「地氣左行」「下者左行」。按順時針方向運行的周日黃道視運動稱「地氣左行」，按逆時針方向運行的周年黃道視運動稱「天氣右行」。

太陽的這種左旋和右旋運動，是自然界普遍存在的現象。如現代動物機體蛋白質水解後可產生二十多種氨基酸，稱為蛋白氨基酸，均為逆時針方向右旋體結構。當動物死後，有機體在自然條件作用下，氨基酸右旋體結構卻慢慢地向順時針方向左旋體轉化。

這說明動物體在活著時體內產生的是右旋體氨基酸，而當死亡後就會逐漸轉化為左旋體氨基酸。氨基酸是一切動物體生命的主要組成部分──蛋白質的基本單位。因此，右旋體氨基酸就是動物體生命的基礎。再如植物體內所含澱粉，都是以逆時針方向右旋糖為單位連在一起的。所有的澱粉，只有右旋糖鏈長度的不同和排列組合的不同。右旋糖是在植物生長發育過程中大量生成的。植物死後，在酶的作用下轉化為順時針方向的左旋糖。這說明澱粉是一切植物生命體的主要組成部分。而右旋糖則是澱粉

的基本單位。

由此可知，右旋糖的產生是植物生命存在的基礎，右旋糖的減少使植物生命走向死亡。而左旋糖的生產過程，就是植物走向死亡的過程。

這就是說，無論是動物，還是植物，一切生物體都受著天體運動左旋和右旋的影響，「天氣右旋」運動主宰著一切生物的生長，「地氣左旋」運動主宰著一切生物的死亡。因為天氣為陽，陽主生，地氣為陰，陰主死。《內經》認為，萬物的生長壯老死過程，皆取決於太陽的右旋與左旋視運動。

從上述可知，生物的生命運動規律，有生必有死，生與死是生命現象的統一體。故《繫辭傳》說：「是知幽明之故，原始反終，故知死生之說。」這就是萬事萬物的運動規律，有生必有死，有正向必有反向，正反兩向運動共同組成一個運動的週期規律。這就是五運六氣週期循環運動的奧秘。如十天干年中有五年與五年的正反運動週期，十二地支年中有六年與六年的正反運動週期，甲子六十年中有三十年與三十年的正反運動週期。

地球自西而東逆時針方向的自旋轉，表示地氣，所以《素問‧六元正紀大論》闡述六氣布政的次序是先太陽辰戌之紀，次陽明卯酉之紀，次少陽寅申之紀，次太陰丑未之紀，次少陰子午之紀，終厥陰巳亥之紀。

受地球自西向東逆時針方向的自轉的影響，會使大氣產生順時針方向的旋轉，這也是太陽周日視運動自東而西的旋轉方向，表示天氣，所以《素問‧六元正紀大論》

在闡述六氣「十二變」的次序是先厥陰，次少陰，次太陰，次少陽，次陽明，終太陽。

地球的自轉會使氣流獲得逆時針方向的運動，即自西向東的運動，並將地面上大量的暖濕空氣沿逆時針方向向內盤吸引，然後上升到高空（地氣上升），被那裡的冷空氣所包圍，形成積雨雲，會形成雷雨。雨後天晴，地面水份受太陽光熱作用而蒸發，地面暖濕氣流又形成新的低氣壓中心，產生新的降雨。這一過程週而復始，循環不已。而旱災、澇災就是在這天氣和地氣的複雜運動中形成的。

畫成平面圖如下：

圖2－38　太陽周年視運動圖

冬至日出

辰	巳	午	未
卯	巽	坤	申
寅	艮	乾	酉
丑	子	亥	戌

夏至日入

甲圖

冬至日入

巳	午	未	申
辰	巽	坤	酉
卯	艮	乾	戌
寅	丑	子	亥

夏至日出

乙圖

圖2－39　二至太陽出入圖

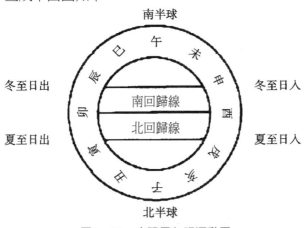

由這個太陽周年視運動圖可以變化成如下的太陽周年視運動納子圖。

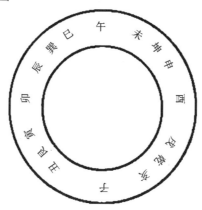

圖2-40　太陽周年視運動納子圖

我們把太陽周年視運動納子圖和月體納甲圖及二十八宿合起來，不就是五運六氣中所說的天綱圖嗎？

《素問‧五運行大論》謂「黃帝坐明堂（天人合一建築物），始正天綱（天道大綱），臨觀八極（八方八節），考建五常（五行氣運之常）」，並作了概括闡述：

丹天之氣，經於牛女、戊分；黅天之氣，經於心尾、己分；蒼天之氣，經於危室、柳鬼；素天之氣，經於亢氐、昴畢；玄天之氣，經於張翼、婁胃。所謂戊己分者，奎壁、角軫，則天地之門戶也，夫候之所始，道之所生，不可不通也。

人們據此作如圖2-41，稱作「五氣經天圖」，或「五運六氣生成圖」等。我們將其稱為日月星視運動天綱圖。如果這個圖都沒有明瞭，在那裡講五運六氣就是瞎講。

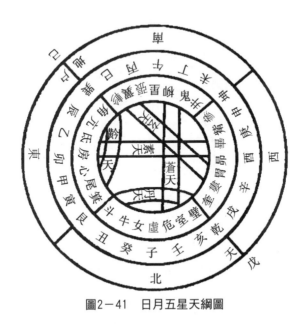

圖2-41　日月五星天綱圖

　　大家一開始看這個圖可能看不懂，然而當我們把這個圖結構解剖分析一下，就會明白其來源了。

　　上面天綱圖從裡到外分為四層：

　　第一，最裡一層是五氣經天示意圖。

　　第二層是二十八宿，是用來標記日月五星行程的。

　　首先要明白二十八宿的用途。王充《論衡》說：「二十八宿為日月舍。」《素問‧八正神明論》說：「星辰者，所以制日月之行也。」《素問‧六節藏象論》說：「天度者，所以制日月之行也……日行一度，月行十三度而有奇焉。」由此可知，二十八宿與日月的關係了，如《靈樞‧衛氣行》說：「歲有十二月，日有十二辰，子午為經，卯酉為緯。天周二十八宿，而一面七星，四七二十八星。」

二十八宿是用來量度日月運行的，日月行於黃道，所以二十八宿是分佈在黃道上的，不是赤道。有了二十八宿這把標尺，那麼偕日出、偕日沒的論點，衝日法的論點，昏中且中測定太陽位置的論點等，就全部包括其中了。

第三層是天干、地支、八卦層。

天干紀月，地支紀日，其中有日月地三體系運動。

第四層是四方位層，表示東、南、西、北四方位，並將二十八宿劃分為四組，角亢氐房心尾箕屬東方蒼龍，井鬼柳星張翼軫屬南方朱雀，奎婁胃昴畢嘴參屬西方白虎，斗牛女虛危室壁屬北方玄武。

附《禮記·月令》明堂圖（圖2-42）

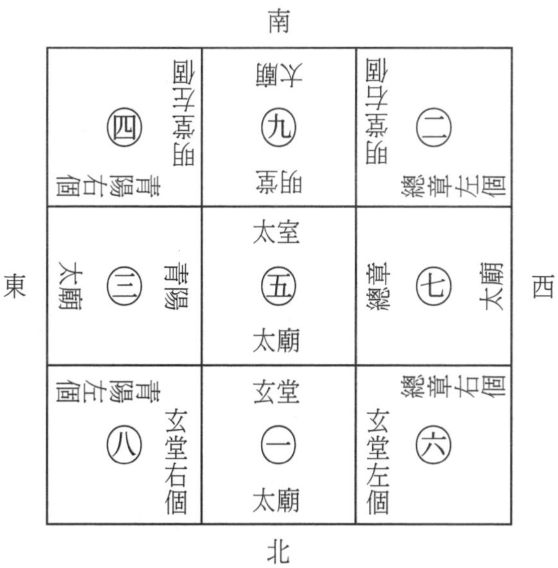

南

明堂右個 ④ 青陽右個	明堂 ⑨ 明堂	明堂左個 ② 總章左個
太廟 ③ 青陽 太室	太室 ⑤ 太廟	總章 ⑦ 太廟 太廟
青陽左個 ⑧ 玄堂右個	玄堂 ① 太廟	總章右個 ⑥ 玄堂左個

東　　　　　　　　　　西

北

圖2-42　明堂圖

　　古人以天道以明人事，據天道以施政，就用此圖，君王按月施政。

　　圖2－39中甲圖的辰戌為太陽寒水，丑未為太陰濕土。乙圖的巳亥為厥陰風木，寅申為少陽相火。這辰巳（巽）、丑寅（艮）、未申（坤）、戌亥（乾）四點，是天道規律的特殊點，即黃道上的冬至點、春分點、夏至點、秋分點，是宇宙的生命節律，這生理時鐘主宰著萬物的生死。太陽之水，太陰之土，厥陰之風，少陽之火，這土（地）、水、風、火不正是佛家倡言的四大嗎？水唯土用，火唯風用。水性潤下，火性炎上。水火既濟而物生。所以佛家認為地、水、風、火是廣大，能夠產生出一切事物和道理，是萬事萬物的本源。看來其說是有天文背景的。孫思邈在《千金要方‧診候》中說：「地、水、火、風和合成人。凡人火氣不調，舉身蒸熱；風氣不調，全身僵直，諸毛孔閉塞；水氣不調，身體浮腫，氣滿喘粗；土氣不調，四肢不舉，言無音聲。火去身冷，風止則氣絕，水竭則無血，土散則身裂。」

　　中西匯通派醫學家王宏翰接受四大說，撰著《醫學原始》，對四大說大加發揮，其說甚辨。在六氣中，辰戌太陽與丑未太陰互為司天在泉，巳亥厥陰與寅申少陽互為司天在泉，子午少陰與卯酉陽明互為司天在泉。

　　圖中的生命規律，《周髀算經》已有論述，謂「冬至之日……成物盡死。夏至之日，去北極十一萬九千里，是以知極下不生萬物。北極左右，夏有不釋之冰。」「中衡左右（赤道帶），冬有不死之草，夏長之類。此陽彰陰

微，故萬物不死，五穀一歲再熟。凡北極之左右，物有朝生暮獲。」《素問・至真要大論》說：「兩陰交盡，故曰幽。兩陽合明，故曰明。幽明之配，寒暑之異也。」寒在冬至點，暑在夏至點，寒死暑生，故《周易・繫辭傳》說：「知幽明之故，原始反終，故知生死之說。」

從圖可以看出，巽、艮、乾、坤四點就是太陽運行的時間節律和宇宙的生理時鐘，巽位黃道冬至點，乾位黃道夏至點，艮位黃道春分點，坤位黃道秋分點。

前文闡述時，地氣是按逆時針方向旋轉的，天氣是按順時針方向旋轉的。分而言之，地氣逆時針方向旋轉的生理時鐘是甲圖中的辰、丑、戌、未四點，天氣順時針方向旋轉的生理時鐘是乙圖中的巳、申、亥、寅四點。

人類生活在自然界中，自然界必定對人類產生影響。所以《靈樞・歲露》說：「人與天地相參也，與日月相應也。」《素問・寶命全形論》說：「人以天地之氣生，四時之法成……夫人生於地，懸命於天，天地合氣，命之曰人。」因此，人體的生理時鐘是與宇宙生理時鐘、天地生理時鐘相應的。《紫微斗數》中所用的十二宮推算圖就是乙圖，《大六壬》中十二支地盤定局用的也是乙圖，在四柱預測中常用的手指推算法也是乙圖。

《奇門遁甲》術是建立在天干、地支、星相、曆法、八卦、九宮、陰陽、五行等基礎理論之上的。用的是後天八卦，實際上就是將宇宙生理時鐘的巽、艮、乾、坤二分為八，遵循的還是宇宙生理時鐘節律。《奇門遁甲》曆法用的就是《內經》六十甲子週期曆，以每年冬至到第二

年冬至為一個循環，總共是360日，十八局，陽遁九局，陰遁九局。陽遁次序循圖2-39乙圖的天氣順時針方向排列，陰遁次序循圖2-39甲圖的地氣逆時針方向排列。陽遁從冬至到夏至主上半年，陰遁從夏至到冬至主下半年，遵循的就是宇宙生理時鐘的節律。九宮也是宇宙生理時鐘巽（辰巳）、艮（丑寅）、乾（戌亥）、坤（未申）二至二分點加子、卯、午、酉四立點（立春點、立夏點、立秋點、立冬點）組成的。其中的子、卯、午、酉、辰、戌、丑、未位五方正位，《內經》稱歲會年。

司天主前半年，在泉主後半年。說明六氣源於太陽運動規律。

古人並將朔望月視運動週期規律繪成月體納甲圖（圖2-29）。

如果把月相去了，就變成下圖了（圖2-43）。大家看一看月體納甲圖中的天干位置是不是「五氣經天圖」中天干位置？

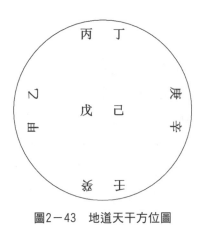

圖2-43　地道天干方位圖

這表示朔望月的運動週期，是太陰曆。

(1) 天干地支的運動規律——週期

《素問·六節藏象論》說：「五運更始，上應天期，陰陽往復，寒暑迎隨，真邪相薄，內外分離，六經波蕩，五氣傾移，太過不及，專勝兼併……」

何謂「天期」？就是天道的週期。「陰陽往復」講「道」，因為「一陰一陽之謂道」。「寒暑迎隨」講「候」。天體運動的週期有很多，我們只講以下幾種。

太陽運動有冬至、春分、夏至、秋分四個特徵點，朔望月運動有朔月、上弦、望月、下弦四個特徵點，見圖 2-22。

對於日月四象特徵點的運動，老子《道德經》稱作風箱運動，謂：「天地之間其猶橐籥乎？」朱燦生先生據此建立了「宇宙風箱模型」，朱先生分析了月地日的開發系統運動，揭示了一系列月地日運動規律，如：

① 15 近點月構成月亮的一個回歸週期，相應的為 14 朔望月；② 月亮在近地點和遠地點之間做風箱式週期運動，每一近點月包含著四個特徵點（四象）；③ 每一特徵點包含著速度 V 和加速度 a 這兩個變數的極值或 0，兩個變數互為消長，從而起著自調節作用；④ 每相鄰的 4 個特徵點構成一組四象，一周 15 近點月，四象經 15 次編碼，即為六十卦，16 近點月構成首尾相似的封閉週期，四象經 16 次編碼，即為 64 卦；⑤ 由此可見，四象是穩定的結構單位，八卦是四象的編碼。

鄭軍先生依次建立了四象 4 特徵點結構週期和四象

封閉週期的5特徵點結構。（朱先生用近點月，我用朔望月，因為古人到漢代才知道近點月，遠古人不知道近點月。）

從圖2－22也可以看出河圖來源於太陽視運動的5特徵點封閉週期，就是河圖十數圖（參見《金匱真言論》及運氣大論）：

東方三八，

南方二七，

中央五十，

西方四九，

北方一六。

這說明河圖是表示太陽視運動封閉週期的圖。中國傳統文化的一個完整週期是由陰陽兩個小週期組成的，不是西方文化所說的一個圓周就是一個週期。兩個封閉週期組成一個完整的有9個特徵點（去掉一個中間的重合點）的開放週期，就是洛書表示的圖。

(2) 四數週期

《素問·六微旨大論》就以4年為一小周，15小周60年為一大周，成為著名的60甲子曆，並按此4年一小循環週期的特性找出60年中的歲氣會同年。所謂歲氣會同年，就是位相相同的年。歲氣會同年共有20小組，每4小組為1大組，可分成5大組。每1小組3年，組成一個三合局，分別是：申子辰歲氣會同年合化為水局，巳酉丑歲氣會同年合化為金局，寅午戌歲氣會同年合化為火局，亥卯未歲氣會同年合化為木局。現列表2－3說明於下：

表2-3　六十甲子歲氣會同表

水下刻數	水下一刻	二十六刻	五十一刻	七十六刻
一大組	1.甲子	1.乙丑	3.丙寅	4丁卯
	5.戊辰	6.己巳	7.庚午	8.辛未
	9.壬申	10.癸酉	11.甲戌	12.乙亥
二大組	13.丙子	14丁丑	15.戊寅	16.己卯
	17.庚辰	18.辛巳	19.壬午	20.癸未
	21.甲申	21.乙酉	13.丙戌	24丁亥
三大組	15.戊子	26.己丑	27.庚寅	28.辛卯
	29.壬辰	30.癸巳	31.甲午	32.乙未
	33.丙申	34.丁酉	35.戊戌	36.己亥
四大組	37.庚子	38.辛丑	39壬寅	40.癸卯
	41.甲辰	42.乙巳	43.丙午	44.丁未
	45.戊申	46.己酉	47.庚戌	48.辛亥
五大組	49.壬子	50.癸丑	51.甲寅	52.乙卯
	53.丙辰	54.丁巳	55.戊午	56.己未
	57.庚申	58.辛酉	59.壬戌	60.癸亥
三合局	水局	金局	火局	木局

　　這個表很重要，它是古代四分曆的模型。我認為，四分曆不僅指一日之四分，還應包含一朔望月之四分及一年之四分。地球自轉一周為一日有4特徵點。地球繞太陽公轉一周為一年有冬至、春分、夏至、秋分4特徵點。月亮有朔、上弦、望、下弦4特徵點。不過日與年的4特徵點一般人不易直接觀察到，只有朔望月的4特徵點可以人人直接觀察到。可知60年是日月運動的會合週期。日、月、年各週期的相同點是均為4特徵點，不同的是各自特

徵點時間長度不一樣。

　　日月四年一週期有4個特徵點，即劃分成四象。就是說，每相鄰的4個特徵點構成一組四象，六十年一周15個朔望月，四象經15次編碼，即為六十卦。16朔望月構成首尾相似的封閉期，四象經16次編碼，即為八八六十四卦。由此可見，一周4特徵點所決定的四象是穩定的結構單位。八卦是四象的編碼。四年4特徵點為一小週期，15小週期為六十年，知六十年是根據日月地三體運動建立起來的甲子六旬週期。

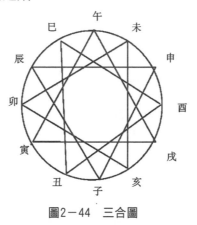

圖2-44　三合圖

　　這裡組成的是三合局。最佳搭檔。

　　子辰申組成水局，寅午戌組成火局，

　　卯未亥組成木局，酉丑巳組成金局。

(3) 五數週期

封閉五特徵點週期

始點朔	上弦	望	下弦	終點朔
1.甲子	2.乙丑	3.丙寅	4.丁卯	5.戊辰

6.己巳	7.庚午	8.辛未	9.壬申	10.癸酉
11.甲戌	12.乙亥	13.丙子	14.丁丑	15.戊寅
16.己卯	17.庚辰	18.辛巳	19.壬午	20.癸未
21.甲申	22.乙酉	23.丙戌	24.丁亥	25.戊子
26.己丑	27.庚寅	28.辛卯	29.壬辰	30.癸巳
31.甲午	32.乙未	33.丙申	34.丁酉	35.戊戌
36.己亥	37.庚子	38.辛丑	39.壬寅	40.癸卯
41.甲辰	42.乙巳	43.丙午	44.丁未	45.戊申
46.己酉	47.庚戌	48.辛亥	49.壬子	50.癸丑
51.甲寅	52.乙卯	53.丙辰	54.丁巳	55.戊午
56.己未	57.庚申	58.辛酉	59.壬戌	60.癸亥

這是十二個五數週期，這就是天干合化的來源。

蒼天、丹天、黔天、素天、玄天是怎麼來的

從圖2-45中可以清楚地看出五運來源於日月運動週期，五天表示的是五季五行的顏色，不是呈現在天上的五種顏色，更不是什麼極光。五運對應春季，戊癸火對應夏季，甲己土對應於長夏，乙庚金對應於秋季，丙辛水對應於冬季。

所謂首甲定運，就是從長夏土開始，就是從太極開始，從一年之中開始，從殷曆年首（鄭慧生：建未說，大暑節）開始。

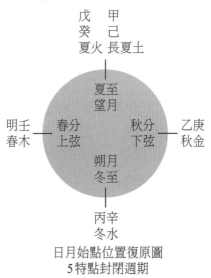

日月始點位置復原圖
5特點封閉週期

圖2－45　5特徵點封閉週期

　　這個五數週期是基本週期，故《靈樞．通天》說「天地之間，六合之內，不離於五，人亦應之」。這個五數週期與五大行星有關，故《內經》說五運上應五星。

(4) 六數週期

1.甲子　2.乙丑　3.丙寅　4.丁卯　5.戊辰　6.己巳

7.庚午　8.辛未　9.壬申　10.癸酉　11.甲戌　12.乙亥

13.丙子　14.丁丑　15.戊寅　16.己卯　17.庚辰　18.辛巳

19.壬午　20.癸未　21.甲申　22.乙酉　23.丙戌　24.丁亥

25.戊子　26.己丑　27.庚寅　28.辛卯　29.壬辰　30.癸巳

31.甲午　32.乙未　33.丙申　34.丁酉　35.戊戌　36.己亥

37.庚子　38.辛丑　39.壬寅　40.癸卯　41.甲辰　42.乙巳

43.丙午　44.丁未　45.戊申　46.己酉　47.庚戌　48.辛亥

49.壬子　50.癸丑　51.甲寅　52.乙卯　53.丙辰　54.丁巳

55.戊午　56.己未　57.庚申　58.辛酉　59.壬戌　60.癸亥

　　這是十個六數週期，這就是地支合化的來源，對應一日的十二時辰、一年的十二個月或十二年。

　　如日月始點位置復原圖（圖2－45）所示，甲、乙、丙、丁為相位4特徵點周，而甲、乙、丙、丁、戊則為始點位置復原周。六十年中有15個四象週期，即含有15個朔望月特徵點周。再者，六十年中有12個五運週期，即含12個首尾卦閉朔望月原始點週期（見上面「封閉朔望月週期表」）。

　　就是說，在六十年中，有12個位置相同周，15個相位相同周，其調諧年是60年。這12個封閉朔望月週期，我們稱其為1朔望月朔點（或望點）回歸周，即一年日月

相會──朔合12次，所以古人稱「日月之會是為辰」。12和15的諧調週期是20。日月運動的五年一週期有五個特徵點，劃分成五行。就是說，每相鄰的五個特徵點構成一組五行，六十年一周有12個封閉朔望月，五行經過12次編碼，即為六十卦。

12個封閉朔望月周構成6個完整的陰陽大週期。將一年劃分成六個時間段，即是六氣。一個封閉朔望月為一個月，一個完整陰陽大週期是兩個月。實際一個陰陽大週期是開放的螺旋運動，有9個特徵點，6個完整陰陽大週期有54個特徵點，恰是朔望月一年的運動特徵點。

一回歸年是五運六氣主運主氣的五位和六位週期，一主運長 $365.25 \div 5 = 73.05$ 天，一主氣長 $365.25 \div 6 = 60.875$ 天。若按朔望月在一回歸年實際運行48月相特徵點的長度是 29.53 天 $/ 4 \times 49 = 361.76$ 天，捨去1.76天為360天，這就是《易經》和《內經》所載一年360天的來源，如此則一主運長72天，一主氣長60天。一主氣長就是一個60甲子週期。

我認為「五」和「六」兩數起源於五方觀念和六合觀念，於是就將一回歸年分為五位周和六位周。如《素問‧天元紀大論》說：「天以六為節，地以五為制。周天氣者，六期為一備；終地紀者，五歲為一周……五六相合，而七百二十氣為一紀，凡三十歲；千四百四十氣，凡六十歲而為一周，不及太過，斯皆見矣。」

60年60月相特徵點，含有15個朔望月，而不用15近點月的觀點。因為15朔望月回歸週期是很重要的。它是

五運六氣的一個重要週期，是日月地三體系統的基本週期。

15朔望月回歸周是五運六氣客運客氣的六位和七位週期。15朔望月長442.95天，除以一運長73.05（或72天）得6（取整數），除以一氣長60.875天（或60天）得7（取整數），可知15朔望月回歸週期是客運的六位週期和客氣的七位週期。這是l5近點月回歸周所沒有的內涵。根本不必用極移錢德勒週期解釋。

60年有742.1個朔望月，除去22個閏月是720.1朔望月，則60年有49.5個15朔望月回歸周，不算閏月有48個l5朔望月回歸周。這49.5正是一回歸年朔望月所行的特徵點數，48正是一年l2個朔望月所行的特徵點數。

4個15朔望月回歸周是60朔望月，為一個甲子週期。這15和4兩數，不就是洛書4個縱橫15的數字嗎？可知15朔望月回歸周是洛書的重要內容。以一甲子60朔望月為一太極，15朔月就是太極四象之一。

60年742.1個朔望月有12.37個60朔望月甲子周，這12.37正是一回歸年朔望月所行的特徵點數。720個朔望月有12個甲子周，這12正是一年12朔望月之數。

15朔望月回歸周有12個封閉式朔望月和l0個對點朔望月，把一周天劃分成12等份和10等份，我們就用十二地支標記12等份、十天干標記10等份，這就是天干地支紀年的天文背景。根本不必用古人原本不知道的近點月週期和錢德勒極移週期去解釋。15朔望月回歸周和12封閉朔望月的調諧周是60年。

一個封閉朔望月長 $\dfrac{29.53 \times 5}{4} = 36.9125$ 天，陰陽兩個封閉朔望月長 73.83 天，為一運之長，這就是把一年劃分成五季的來源。一個對點朔望月長 $\dfrac{29.53 \times 6}{4} = 44.295$ 天，這就是把一年劃分成八方八季的來源。兩個對點朔望月長 88.59 天，這就是把一年劃分成四季的來源。

(5) 筮　數

筮數始載於《繫辭傳》，謂：

天一地二，天三地四，天五地六，天七地八，天九地十。天數五，地數五，五位相得而各有合。天數二十有五，地數三十，凡天地之數五十有五。此所以成變化而行鬼神也。

大衍之數五十，其作四十有九。分而為二，以象兩，掛一以象三，揲之以四以象四時。歸奇於扐以象閏，五歲再閏，故再扐而後掛。

《乾》之策，二百一十有六。《坤》之策，百四十有四，凡三百有六十。當期之日。二篇之策，萬有一千五百二十，當萬物之數也。是故四營而成《易》，十有八變而成卦，八卦而小成。引而伸之，觸類而長之，天下之能事畢矣。

從「五歲再閏」可知筮數是講曆法的。

一回歸年有 12.368 個朔望月（365.25 天 ÷ 29.53 天），約有 49.47 個特徵點，取整數為 49 或 50，這就是著名的「大衍之數五十」「其用四十九」的天文背景。

一個封閉朔望月周是 5 年，5 回歸年長 1826.25 天，除

以一運長73.05天得25，除以一氣長60.875天得30，這25和30就是天數和地數，合之就是「天地之數五十有五」。這就是「天地之數」的天文背景。

月亮伴隨地球一回歸年運行50特徵點，而地球繞太陽公轉一周運行4特徵點，則朔望月一回歸年繞太陽行54特徵點，4年行216特徵點。54是三維結構的六個結構面之總值。每一個結構面的值是9，與月行9道之數暗符。把地球看作一個六面體，則月亮繞地球只行四個結構面是36，4年則行144特徵點（36×4）。日為乾，地為坤，故把月繞日所行的216稱為乾之策，把月繞地所行的144數稱為坤之策，合之就是一年360天之數。故《繫辭傳》說：「乾之策二百一十有六，坤之策百四十有四，凡三百六十，當期之日。」一年360天，正是《內經》「三百六十日法也」。

一年360天，32年是11,520天，這就是《繫辭傳》說的「萬有一千五百二十，當萬物之數」。《易緯・乾鑿度》說的「法於乾坤，三十二歲……萬一千五百二十析（策）」。

朔望月繞太陽行54特徵點，其實是53（49＋4）特徵點。60年742朔望月除以53得14朔望月，說明14朔望月也是一個回歸周，其長度是413.42天。這就是近年來天文學上所發現的月亮近點周和會合周之間的平均會合週期（又稱「調制月」），合15近點月長。

由上述可知，一回歸年、60回歸年和15朔望月回歸周是60甲子曆的三種基本週期，現用圖示於下：

主運五位周　12.37朔望月，49.5月相特徵點，化整為大衍數50，實用49。

主氣六位周

客運六位周和客氣七位周　　　　442.95天

10個對點朔望月、12個封閉朔望月 15朔望月

帶閏月有49.5個15朔望月回歸周　（12.37×60=74.2、12×60=720）

不算閏月有48個15朔望月回歸周　60回歸年　742朔望月　21915天

圖2-46　六十甲子週期示意圖

在60特徵點15朔望月回歸週期中嵌套著12個封閉式朔望月與10個對點朔望月。這就是將一周天劃分成五運與六氣的來源。

封閉式朔望月的五年週期，就是中運的週期。12個封閉式朔望月週期，就是歲氣的週期，也是六氣的週期。

(6) 候與道

所謂「候之所始，道之所生」，是對日月星視運動天象圖的總括性論斷。五運六氣規律來源於古人的實踐觀察，它把歲候、物候、病候及氣化等統一起來，統統歸之於天體之象的變化，執簡馭繁，正如《繫辭傳》所說：「天下之動，貞夫一者也。」

① 候之所始

這個候，包含氣候、物候、病候等多種含義。首要的是《素問・六節藏象論》說的氣候，謂：「五日謂之候，三候謂之氣，六氣謂之時，四時謂之歲，而各從其主治焉。五運相襲，而皆治之，終期之日，週而復始；時立氣布，如環無端，候亦同法。故曰：不知年之所加，氣之盛衰，虛實之所起，不可以為工矣。」

　　古人以五日為一個最小氣候變化節律，三候為一個節氣，二個節氣六候為一個月，三個月六個節氣十八候為一時，即一季，四時即四季七十二候為一年。與此同時會彰顯生物的生長變化──物候及病候。這一些「候」都源於日月星天體運動，所以說此天綱圖為「候之所始」。其中包含了生命生長發育過程規律。

② 道之所生

　　道是什麼？《繫辭傳》說：「一陰一陽之謂道。」又說：「陰陽之義配日月。」日為陽，月為陰，日月的運行規律就是道。《老子》說「道法自然」，人道法於天道，你只有明白了自然規律，才能明道、入道。所以《素問·氣交變大論》說：「夫道者，上知天文，下知地理，中知人事，可以長久，此之謂也。」《素問·著至教論》也說：「子知醫之道乎：……而道，上知天文，下知地理，中知人事，可以長久，以教眾庶，亦不疑始，醫道論篇，可傳後世，可以為寶。」強調醫道的基本原則是「上知天文，下知地理，中知人事」，即要求明白天地之氣對人體生命的影響。

　　那麼，什麼是天文、地理、人事呢？《素問·氣交變大論》接著回答說：「本氣位也。位天者，天文也。位地者，地理也。通於人氣之變化者，人事也。故太過者先天，不及者後天，所謂治化，而人應之也。」屬天文的是圓道，循圓運動，就是司天和在泉的客氣運動，所謂「天以六六為節」也。屬地理的是地方，循五方運動，就是東南西北中的主氣運動，所謂「地以九九制會」（五正方位

加四維）也。

人在天地氣交之中。本氣，指風寒暑濕燥火六氣。位，就是六節和九宮之位。「六六之節」有多層次的含義，如一月中有六候六個氣位；一年中有初之氣、二之氣、三之氣、四之氣、五之氣、終之氣六個氣位，分為司天在泉及四間氣；60年中有厥陰、少陰、太陰、少陽、陽明、太陽六個司天的週期氣位等。

所以《素問・四氣調神大論》說：「故陰陽四時者，萬物之終始也，死生之本也，逆之則災害生，從之則苛疾不起，是謂得道。」

如何才能得到這個「道」？即要求掌握四時之氣，「氣」是溝通天人之間的仲介物質，所以《靈樞・逆順》說：「氣之逆順者，所以應天地、陰陽、四時、五行也。」四時之氣分為風、熱、火、濕、燥、寒六氣，這六氣既是人體生命不可缺少的物質，也是導致人體生病死亡的物質，所謂水能浮舟也能覆舟，成也蕭何敗也蕭何是也。

從以上的分析可知，陰陽概念來源於日月運動，而月亮不會發光，所以陰陽概念真正來源於太陽運動。一般人都認為，陰陽觀念源於《周易》，而《周易》就源於日月崇拜，余著《周易與日月崇拜》和《周易真原》二書，就是探討這類問題的。人類鼻祖伏羲和女媧，伏羲是太陽神，女媧是月亮神，就是說從人類的開始，就注意對太陽的觀察了。

人法於天道，就是法於陰陽。人應於治化，就是用氣

數。所以《素問·上古天真論》說：「上古之人，其知道者：法於陰陽（一陰一陽之謂道，陰陽之義配日月），和於術數（氣數者，所以紀化生之用也）。」因此，陰陽術數系統並不神秘，它以日月星象為依據，以天文曆法之數為推算邏輯系統，是一門地地道道的自然科學，不是封建迷信。

③ 天度與氣數

中醫學就是象數醫學，象數思想貫穿於《內經》之中，如《素問·上古天真論》說：「上古之人，其知道者：法於陰陽，和於術數，食飲有節，起居有常，不妄作勞，故能形與神俱，而盡終其天年，度百歲乃去。」法，是取法、效法。和，調和、諧和。為什麼要取法於陰陽呢？因為「自古通天者，生之本，本於陰陽」（《生氣通天論》《六節藏象論》），「陰陽者，天地之道也，萬物之綱紀，變化之父母，生殺之本始，神明之府也，治病必求於本」（《陰陽應象大論》）。

所以《四氣調神大論》說：「夫四時陰陽者，萬物之根本也。所以聖人春夏養陽，秋冬養陰，以從其根，故與萬物沉浮於生長之門。逆其根，則伐其本，壞其真矣。」《陰陽離合論》又說：「陰陽者，數之可十，推之可百；數之可千，推之可萬。」說明陰陽可用「數」記。這個「數」就是孔子在《繫辭傳》中說的天地之數──一、二、三、四、五、六、七、八、九、十，《六元正紀大論》稱此「天地之數」為五行「金木水火土，運行之數」，說是「天地之綱紀，變化之淵源」，其理論模型是

《河圖》和《洛書》。而「天地陰陽者，不以數推，以象之謂也」（《五運行大論》），說明陰陽的根本在於觀象。

象，指自然界中的各種象。孔子在《繫辭傳》中說：「陰陽之義配日月」，「法象莫大乎天地，變通莫大乎四時，懸象著明莫大乎日月。」如何把握陰陽的變化呢？看日月星辰運動，看四時陰陽的變化。一個「上工」中醫，要會「象數」，象數是中醫的根本理論，而象數的根本在於日月星辰運動。天度強調的是日月星辰之象，氣數強調的是六十甲子曆。這些都是五運六氣的基本理論。

「道」和「候」都源於日月星運動規律，那麼怎麼掌握日月星運動規律呢？《內經》提出了「天度」和「氣數」的命題。如《素問‧六節藏象論》說：

夫六六之節、九九制會者，所以正天之度、氣之數也。天度者，所以制日月之行也；氣數者，所以紀化生之用也。天為陽，地為陰，日為陽，月為陰，行有分紀，周有道理，日行一度，月行十三度而有奇焉，故大小月三百六十五日而成歲，積氣餘而盈閏矣。立端於始，表正於中，推餘於終，而天度畢矣。

氣數是幹什麼的呢？是「紀化生之用」的。氣數以「九九制會」，即用洛書九宮數來劃分。這屬於人道。

天度用的是一年為365日的曆法，氣數用的是一年為360日的60甲子曆法。這60甲子曆法就是五運六氣的曆法，即用十天干和十二地支表示的曆法。十天干表示「其生五」的五運，十二地支表示「其氣三」的三陰三陽。

這「六六之節」「九九制會」在《素問‧天元紀大

論》中則簡化為「天以六為節，地以五為制」，謂：

> 天以六為節，地以五為制。周天氣者，六期為一備；
> 終地紀者，五歲為一周。……五六相合，而七百二十氣為
> 一紀，凡三十歲；千四百四十氣，凡六十歲而為一周，不
> 及太過，斯皆見矣。

在這裡就明確指出五運六氣，用的是六十甲子曆。所
以侯果注《繫辭傳》說「聖人法河圖、洛書制曆象以示天
下也」，鄭玄注《乾鑿度》引孔子說此「明天地之道本此
者也」。

④ 生物發生場

有了天地氣交則生化萬物，《內經》認為，由於地理
地勢及其氣候的不同，即時空環境的不同，就形成了不同
的生物發生場。不僅有時間的差異，還有空間的差異，
飲食所用的物質的差異。《內經》按「地以五為制」的原
則，分為東、南、西、北、中五個大的發生場，每一個大
發生場還可以再分為五個小發生場等等。各種生物就會以
發生場而類聚，如《素問·五運行大論》說：

> 東方生風，風生木，木生酸，酸生肝，肝生筋，筋
> 生心。其在天為玄，在人為道，在地為化，化生五味，道
> 生智，玄生神，化生氣。神在天為風，在地為木，在體為
> 筋，在氣為柔，在藏為肝，其性為暄，其德為和，其用為
> 動，其色為蒼，其化為榮，其蟲毛，其政為散，其令宣
> 發，其變摧拉，其眚為隕，其味為酸，其志為怒，怒傷
> 肝，悲勝怒，風傷肝，燥勝風，酸傷筋，辛勝酸。
> ……

　　圖2─47其中的連接線，代表氣，代表道，五個生物發生場都是由一氣所化生，都有它一定的「氣數」，都有它的轉歸，不能把它們分割開孤立地看，它們既是分居的，又是一個統一體，抓住「氣道」這個根本，就抓住了要害，所以學中醫要以陰陽五臟系為根本，這就是《內經》所謂的知其要者，一言而終，不知其要，流散無窮。

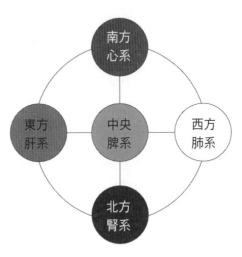

圖2─47　五臟系統

五星配五臟系，單箭頭表示五行相生，雙頭表示五行相剋。

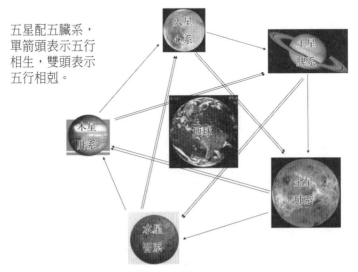

圖2─48　五星配五臟系

⑤ 天門地戶

我們從太陽運動圖得知，西北乾位是夏至日入處（在北回歸線上），東南巽位是冬至日出處（在南回歸線上），所以天門應為夏至點，地戶應為冬至點。冬至點太陽行黃道最低位置，故曰地戶。夏至點太陽行黃道最高位置，故曰天門。太陽從西北夏至日入點——北回歸線開始右行到東南冬至日出點——南回歸線的旅程，是從夏至到冬至，由秋到冬，為陰道。太陽從東南冬至日出點——南回歸線右行到西北夏至日入點——北回歸線的旅程，是從冬至到夏至，由春到夏，為陽道。太陽夏至點位於奎壁，冬至點位於角軫。一般是以太陽在冬至點的位置為回歸年——即歲的開始與終結，故二十八宿就從角宿始，順從日月右行的方向排列，而終於軫宿，從而量度日月的行程。

由黃道座標系圖（圖2−49）看到，太陽夏至點對應北回歸線，在地球的北半球，北屬陰。太陽冬至點對應南回歸線，在地球南半球，南屬陽。即天陽——太陽夏至點對應地陰——北半球，天陰——太陽冬至點對應地陽——南半球。天陽對地陰，天陰對地陽。此南北指地球的南北。不明此，不可言醫與易。

《素問‧五常政大論》說：「天不足西北，左寒而右涼；地不滿東南，右熱而左溫。……東南方，陽也。陽者，其精降於下，故右熱而左溫。西北方，陰也。陰者，其精奉於上，故左寒而右涼。」左右指地的方位言，西北之右方是西方，屬秋金，氣涼；西北之左是北方，屬冬水，氣寒。東南之左是東方，屬春木，氣溫；東南之右

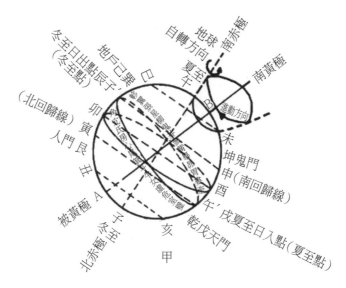

圖2－49(1) 《內經》黃道座標系

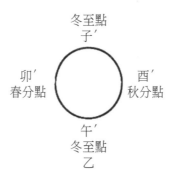

圖2－49(2) 《內經》黃道座標系

是南方，屬夏火，氣熱。西北為天門，天陽（夏至點）對地陰。東南為地戶，天陰（冬至點）對地陽。這就是《內經》對天地門戶的論述。

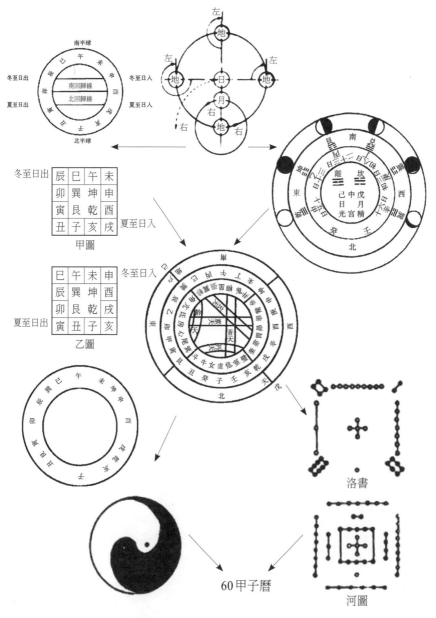

圖2－50　天綱圖來源示意總圖

5. 朔望月一日、月、地三極之道

朔望月是由日、月、地三體運動形成的，日、月、地就是朔望月的三極之道。從朔望月可以看出日、月、地三體運動的位置關係，以及日、月對地球的影響。

6. 面北觀北極

(1) 北斗星

面北觀察北恒星圈內終年不落運轉不息的北斗星，視其所指地平方位，來確定一日之中的十二時辰、一年之中的十二月，謂之「斗建」。如《史記・天官書》說：

斗為帝車，運於中央，臨制四鄉。分陰陽，建四時，均五行，移節度，定諸紀，皆系於斗。

《鶡冠子・環流》說：

斗柄東指，天下皆春；

斗柄南指，天下皆夏；

斗柄西指，天下皆秋；

斗柄北指，天下皆冬。

所謂「斗柄北指」（圖2-51），《夏小正》稱為「斗柄懸在下」；「斗柄南指」，《夏小正》稱為「斗柄正在上」。所不同的是《夏小正》所載為初昏時的星象，而《鶡冠子》所記為夜半時的星象。《夏小正》載「正月，初昏參中，斗柄懸在下」，指的是立春節氣的星象，按漢以前制度，立春晝夜漏刻各50刻，自初昏至夜半歷時25刻，斗柄正好在夜空中旋轉四分之一周天（90度），故初

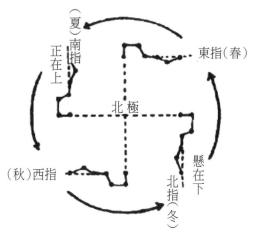

圖2-51　夜半斗柄四指示意圖（網下）

昏時「斗柄懸在下」（北指），至夜半時斗柄旋轉90度就必然指向正東方，所以《鶡冠子》說「斗柄東指，天下皆春」。如此看來，《鶡冠子》所說的斗柄四指，其最初含義並非是民間用來大致判別季節的經驗方法，而是當時用來制訂曆法的、非常精確的授時方法。這種授時方法以夜半時斗柄指向四正方位為依據，把一年劃分為四等分，即四季。這種四季的劃分，比中星授時既簡單又實用，容易被人們理解和掌握。

在月份的劃分方面，斗柄授時體系也有自己的一套方法。《淮南子·天文訓》：

帝張四維，運之以斗，月徙一辰，復返其所。正月指寅，十二月指丑，一歲而匝，終而復始。

這就是「十二月建」。所謂「建」就是指向的意思。「十二月建」意謂一年十二個月份中斗杓或斗衡指向十二個不同的地平方位。根據斗杓或斗衡的指向及觀測時間不

同，斗建又可分為斗杓建和斗衡
建兩種，如圖2－52所示。

《史記・天官書》：

用昏建者杓……夜半建者
衡。

《集解》《索隱》並引孟康
曰：「假令杓昏建寅，衡夜半亦
建寅。」如圖2－49所示，斗杓
建指向大角、亢宿，斗衡建指
向心宿，兩者在地平方位上相
差約兩次。例如初昏斗衡指子
（正北），則斗杓必指寅（東偏
北）；至夜半則斗衡也轉到了指

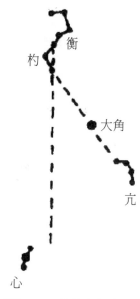

圖2－52　斗杓建與斗衡
建示意圖

寅的方位。因此不論採用杓昏建，還是採用衡夜半建，所
得到的月建是一樣的。

在觀象授時曆的時代，斗建是用來劃分季節和表示
月份的重要方法。到了推步曆法時代，月序還必須和斗建
相結合才能準確地表示時間概念。這是由於一些推步曆法
把歲首放在不同的月建之下造成的。如夏曆、顓頊曆把正
月放在斗建指寅的月份，稱為「正月建寅」，這類曆法稱
為「寅正」；周曆、魯曆把正月放在斗建指子的月份，稱
為「正月建子」，這類曆法稱為「子正」；同樣的，殷曆
用丑正，秦曆用亥首寅正等等。這種差別，曆法上稱之為
「建正」不同。

由於建正不同，相同的月序在不同的曆法中，並不能

表示同一個月份，如周曆的正月是殷曆的十二月、夏曆的十一月，而夏曆的正月是殷曆的二月、周曆的三月等等，為了弄清月份與自然季節之間的對應關係，還必須同時知道所用曆法的建正，如周正建子、殷正建丑、夏正建寅等等，古稱「三正」。建正不同，是曆法之間的重要差別。這些差別就是由早期斗柄授時活動所遺留下來的。

十二月建的方法被戰國、秦漢時期出現的推步曆法繼承下來，但斗柄授時中關於確定歲首和劃分季節的方法並沒有被完整地繼承下來。戰國時期，斗柄授時方法在南方楚國地區十分盛行，成為楚國天文學的一大特色。北方中原地區則主要盛行中星授時方法。成書於戰國中晚期的《夏小正》將兩大授時體系的曆法起算點——「初昏參中」及「斗柄懸在下」，互相對應起來，從而揭示出斗柄授時方法的精確含義。然而，自戰國晚期以後，隨著楚國的敗亡，楚文化的影響日漸衰落，人們逐漸淡忘了斗柄授時的精確含義，中星授時體系日益佔據正統地位。故稍後的《呂氏春秋·十二紀》及《禮記·月令》等皆詳載昏、旦中星，而不載斗柄懸、正。

西漢初期文獻所載劃分季節的依據也為夜半中星所取代，如《淮南子·天文訓》：

日冬至則斗北中繩，……日夏至則斗南中繩。

據當時的文獻記載冬至日在斗（南斗），則夜半時南斗下中天，故稱「斗北中繩」；夏至日在東井，夜半時南斗上中天，故稱「斗南中繩」。漢以後，夜半中星遂取代斗柄授時和昏、旦星，成為觀象授時的主要方法。

《靈樞‧九宮八風》記載了這種觀察情況。

《靈樞‧九宮八風》記載的「太一」，即太乙，就是古北極星。由於歲差的原因，北極星古今在不斷地變換著，現代的北極星是小熊星座a（即勾陳一）。

《素問‧天元紀大論》記載的「九星懸朗」，其「九星」就是北斗九星。《後漢書‧天文志》也謂「玉衡者，謂斗九星也」。即現在的北斗七星，再加上玄武、招搖二星。所以《靈樞‧九宮八風》中的九宮圖，中央是招搖星。這一方法在《內經》中的具體應用，見載於《靈樞‧九宮八風》中，謂：

太一常以冬至之日，居葉蟄之宮四十六日，明日居天留四十六日，明日居倉門四十六日，明日居陰洛四十五日，明日居上天四十六日，明日居玄委四十六日，明日居倉果四十六日，明日居新洛四十五日，明日復居葉蟄之宮，日冬至矣。

太一日遊，以冬至之日，居葉蟄之宮，數所在日，從一處至九日，復返於一，常如是無已，終而復始。

這裡記載的是太陽回歸年的閏年366天，反映的是太陽回歸年視運動和北斗視運動。現繪圖說明於下：

《九宮八風》（圖2-53）講太一出遊始於冬至日，然後左轉一周回到原位，如此週而復始，如環無端。《素問‧五運行大論》講二十八宿始於位於冬至點的角宿，然後右旋一周分佈二十八宿，也週而復始，如環無端。這說明中國古代的兩套觀象授時系統，是依據日月天右旋和地左轉分的。天右旋的中心軸是黃極軸，地左轉的中心軸

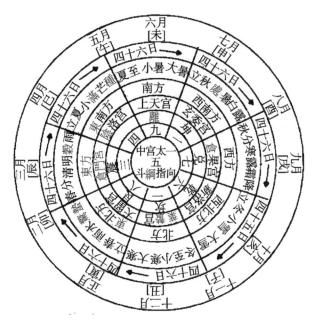

圖2-53　九宮圖

是赤極軸。而赤極軸又依23027'的夾角圍繞黃極軸在運
轉。所以《素問・生氣通天論》說：「天運當以日光
明。」最終還是以太陽的黃極為主宰。這個結果極為重
要，它說明以赤道地氣為基礎的五運，是以黃道天氣為基
礎的六氣運動為主宰，即大地上的萬物——包括生物和非
生物，都以運行在黃道上的日月五星為主宰。所以《素
問・五運行大論》引述《太始天元冊》之文，說明日月
運行為「候之所始，道之所生」的基礎。正是黃赤交角而
形成了四季變化和五季變化，這就是五運的來歷。

　　另外，北斗星的左行視運動，與二十八宿的左行視運
動相一致。而日月五星的右行視運動，則與二十八宿的右

向排列方向一致。所以，二套觀象授時系統，又以二十八宿為仲介聯繫在一起。

(2) 三　垣

我國古代天文學家把夜觀天象看到的周天劃分為三垣、二十八宿三十一個大天區，把眾星做了生動形象的描繪。

在我國古代，北天極的這種特殊位置被賦予非常豐富的政治、文化內涵，甚至被看成王權的象徵。

古人把北極附近比較靠近頭頂的天區星象劃分為三個象徵權威與尊貴的垣區，這就是三垣即紫微垣、太微垣、天市垣。太微是上垣，是政府所在地。紫微是中垣，居北天中央位置，又稱中宮，是皇宮之地。天市是下垣，是諸

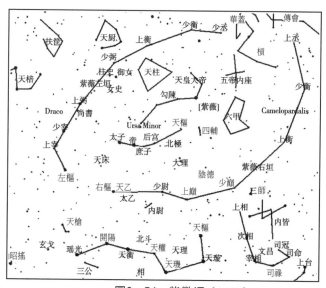

圖2-54　紫微垣（網下）

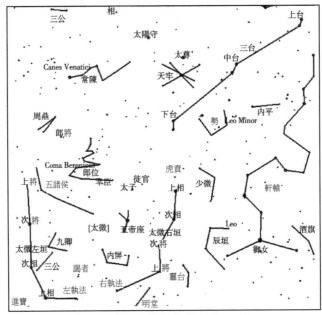

圖2−55　太微垣（網下）

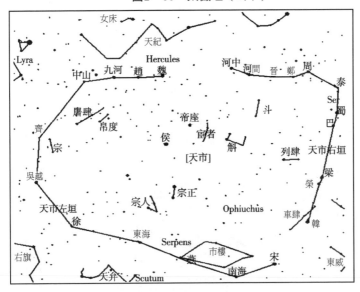

圖2−56　天市垣（網下）

侯之地。太微垣在紫微垣東北方，天市垣在紫微垣東南
方。

各垣都有東、西兩藩的星，左右環列，其形如牆垣，
故曰為「垣」。

（二）俯察地理

仰觀天文，而俯察地理。《黃帝內經》認為，地理環
境對人體健康影響很大，於是對地理做了分域劃分，有五
方、八方、九州之說，以及地勢說。

1. 地 域

地域的劃分有五方、八方、九州之說。

(1) 五方說

五方說，是地理劃分的最重要內容，此說對應於天道
的五季，對應於人的五臟，將天地人統一於一個整體。

《素問・異法方宜論》將中國劃分為五方五域，謂：

黃帝問曰：醫之治病也，一病而治各不同，皆癒何
也？岐伯對曰：地勢使然也。

故東方之域，天地之所始生也。魚鹽之地，海濱傍
水，其民食魚而嗜鹹，皆安其處，美其食。魚者使人熱
中，鹽者勝血，故其民皆黑色疏理。其病皆為癰瘍，其治
宜砭石。故砭石者，亦從東方來。

西方者，金玉之域，沙石之處，天地之所收引也。其
民陵居而多風，水土剛強，其民不衣而褐薦，其民華食而
脂肥，故邪不能傷其形體，其病生於內，其治宜毒藥。故

毒藥者亦從西方來。

北方者，天地所閉藏之域也。其地高陵居，風寒冰冽，其民樂野處而乳食，臟寒生滿病，其治宜灸焫。故灸焫者，亦從北方來。

南方者，天地所長養，陽之所盛處也。其地下，水土弱，霧露之所聚也。其民嗜酸而食胕，故其民皆致理而赤色，其病攣痹，其治宜微針。故九針者，亦從南方來。

中央者，其地平以濕，天地所以生萬物也眾。其民食雜而不勞，故其病多痿厥寒熱。其治宜導引按蹻，故導引按蹻者，亦從中央出也。

將全國劃分為五個區域，由於各個區域的水土環境不同，就造成了各地區人們不同的體質及不同的疾病，所以治療方法也不同。

東方地處海濱而近水，習慣以魚鹽為美食，魚性熱而鹹入血，所以會耗傷血液，導致皮膚色黑，紋理鬆疏，其病多病癰瘍。

西方地處高原而多沙漠，水土性質剛強，居山陵而多涼風，乃收引秋令之氣，故多穿毛布衣服而臥草席，因此對外界的抵抗力較強，不容易感受外邪。他們以鮮美酪酥為食，所以多內傷病。

北方地處寒冷，行冬天閉藏之令，地高多冰冽風寒，而且他們喜好遊牧而野居，多食牛羊乳汁，因此多臟寒脹滿病。

南方地處熱帶，陽氣最盛，長養萬物而多霧露，地勢低下，水土薄弱，那裡的人喜好吃酸的、腐臭的食品。他

們的皮膚緻密而帶紅色，多病筋脈拘急、麻木不仁。

中央地區地形平坦而多潮濕，物產豐富，人們的食物種類很多，生活比較安逸，所以多痿弱、厥逆、寒熱之病。

《黃帝內經》不僅研究了水土對人體質的影響，更詳細地研究了天體對人體的影響。如《素問‧金匱真言論》說：

東方青色，入通於肝，開竅於目，藏精於肝。其病發驚駭，其味酸，其類草木，其畜雞，其穀麥，其應四時，上為歲星，是以春氣在頭也。其音角，其數八，是以知病之在筋也。其臭臊。

南方赤色，入通於心，開竅於耳，藏於心，故病在五臟。其味苦，其類火，其畜羊，其穀黍，其應四時，上為熒惑星。是以知病之在脈也。其音徵，其數七，其臭焦。

中央黃色，入通於脾，開竅於口，藏精於脾，故病在舌本。其味甘，其類土，其畜牛，其穀稷，其應四時，上為鎮星。是以知病之在肉也。其音宮，其數五，其臭香。

西方白色，入通於肺，開竅於鼻，藏精於肺，故病背。其味辛，其類金，其畜馬，其穀稻，其應四時，上為太白星。是以知病之在皮毛也。其音商，其數九，其臭腥。

北方黑色，入通於腎，開竅於二陰，藏精於腎，故病在溪。其味鹹，其類水，其畜彘，其穀豆，其應四時，上為辰星。是以知病之在骨也。其音羽，其數六，其臭腐。

《素問‧氣交變大論》說：

東方生風，風生木，其德敷和，其化生榮，其政舒啟，其令風，其變振發，其災散落。

南方生熱，熱生火，其德彰顯，其化蕃茂，其政明耀，其令熱，其變銷爍，其災燔焫。

中央生濕，濕生土，其德溽蒸，其化豐備，其政安靜，其令濕，其變驟注，其災霖潰。

西方生燥，燥生金，其德清潔，其化緊斂，其政勁切，其令燥，其變肅殺，其災蒼隕。

北方生寒，寒生水，其德淒滄，其化清謐，其政凝肅，其令寒，其變栗冽，其災冰雪霜雹。

《素問・五運行大論》說：

東方生風，風生木，木生酸，酸生肝，肝生筋，筋生心。其在天為玄，在人為道，在地為化；化生五味，道生智，玄生神，化生氣。神在天為風，在地為木，在體為筋，在氣為柔，在臟為肝。其性為喧，其德為和，其用為動，其色為蒼，其化為榮，其蟲毛，其政為散，其令宣發，其變摧拉，其眚為隕，其味為酸，其志為怒。怒傷肝，悲勝怒，風傷肝，燥勝風，酸傷筋，辛勝酸。

南方生熱，熱生火，火生苦，苦生心，心生血，血生脾。其在天為熱，在地為火，在體為脈，在氣為息，在臟為心。其性為暑，其德為濕，其用為燥，其色為赤，其化為茂，其蟲羽，其政為明，其令鬱蒸，其變炎爍，其眚燔焫，其味為苦，其志為喜。喜傷心，恐勝喜；熱傷氣，寒勝熱；苦傷氣，鹹勝苦。

中央生濕，濕生土，土生甘，甘生脾，脾生肉，肉生

肺。其在天為濕，在地為土，在體為肉，在氣為充，在臟為脾。其性靜兼，其德為濡，其用為化，其色為黃，其化為盈，其蟲倮，其政為謐，其令雲雨，其變動注，其眚淫潰，其味為甘，其志為思。思傷脾，怒勝思；濕傷肉，風勝濕；甘傷脾，酸勝甘。

西方生燥，燥生金，金生辛，辛生肺，肺生皮毛，皮毛生腎。其在天為燥，在地為金，在體為皮毛，在氣為成，在臟為肺。其性為涼，其德為清，其用為固，其色為白，其化為斂，其蟲介，其政為勁，其令霧露，其變肅殺，其眚蒼落，其味為辛，其志為憂。憂傷肺，喜勝憂；熱傷皮毛，寒勝熱；辛傷皮毛，苦勝辛。

北方生寒，寒生水，水生鹹，鹹生腎，腎生骨髓，髓生肝。其在天為寒，在地為水，在體為骨，在氣為堅，在臟為腎。其性為凜，其德為寒，其用為（闕一字），其色為黑，其化為肅，其蟲鱗，其政為靜，其令（闕二字），其變凝冽，其眚冰雹，其味為鹹，其志為恐。恐傷腎，思勝恐；寒傷血，燥勝寒；鹹傷血，甘勝鹹。

五氣更立，各有所先，非其位則邪，當其位則正。

《素問·陰陽應象大論》和《素問·五常政大論》也闡述了自然界和人體相通應的關係，並且進一步說明了人體臟腑五體五志等相互之間的關係。現據《金匱真言論》和《陰陽應象大論》列表說明天人相應關係（見表2-4）。

《黃帝內經》創造的天人合一整體觀是中醫藥學理論的核心。這個整體觀念，有兩個內容：一是人與自然界的

表2-4 天人相應表

人與自然統一	自然界	天	五方	東	南	中	西	北
			五時	春	夏	長夏	秋	冬
			五氣	風	熱	濕	燥	寒
			五化	生	長	化	收	藏
			五星	歲星	熒惑星	鎮星	太白星	辰星
		地	五畜	雞	羊	牛	馬	彘
			五穀	麥	黍	稷	穀	豆
			五色	青	赤	黃	白	黑
			五味	酸	苦	甘	辛	鹹
			五音	角	徵	宮	商	羽
			五臭	臊	焦	香	腥	腐
	人	易	卦象	震	離	坤	兌	坎
			生成數	八	七	五	九	六
			五行	木	火	土	金	水
		人體	五臟	肝	心	脾	肺	腎
			五官	目	舌	口	鼻	耳
			五體	筋	膝	肉	皮	骨髓
			五華	爪	面	唇	毛	髮
			五聲	呼	笑	歌	哭	呻
			五志	怒	喜	思	憂	恐
			病變	握	憂	噦	咳	慄
			病位	頸項	胸脅	脊	肩背	腰股

整體觀；二是人自體的整體觀。這一觀念貫穿在中醫藥學對生理、病理、診法、辨證、治療、組方、用藥等各個方面的理論之中。

(2) 八方說

《素問‧八正神明論》則分為八方對應八風，謂：

八正者，所以八風之虛邪以時至者也。四時者所以春秋冬夏之氣所在，以時調之也。八正之虛邪而避之勿犯也。以身之虛而逢天之虛，兩虛相感，其氣至骨，入則傷五臟，工候救之，弗能傷也。

什麼是八方虛邪呢？《靈樞‧歲露》說：

乘年之衰，逢月之空，失時之和，因為賊風所傷，是謂三虛⋯⋯候此者，常以冬至之日，太一立於葉蟄之宮，其至也，天必應之以風雨者矣。風雨從南方來者，為虛風，賊傷人者也。其以夜半至也，萬民皆臥而弗犯也，故其歲民少病。其以晝至者，萬民懈惰而皆中於虛風，故萬民多病。虛邪入客於骨而不發於外，至其立春，陽氣大發，腠理開，因立春之日，風從西方來，萬民又皆中於虛風，此兩邪相搏，經氣結代者矣。故諸逢其風而遇其雨者，命曰遇歲露焉，因歲之和，而少賊風者，民少病而少死。歲多賊風邪氣，寒溫不和，則民多病而死矣。

筆者將《靈樞‧九宮八風》所講八風列表2-5說明。

表2-5　八卦八方虛風與病變部位歸納表

風名與來路					對人體影響	
宮位	五行	風向	風名	內舍	外在	病氣所主
離	火	南風	大弱風	心	脈	熱
坤	土	西南風	謀風	脾	肌	弱
兌	金	西風	剛風	肺	皮膚	燥

風名與來路					對人體影響	
宮位	五行	風向	風名	內舍	外在	病氣所主
乾	金	西北風	折風	小腸	手太陽脈	脈絕則溢脈 閉則結不通 善暴死
坎	水	北風	大剛風	腎	骨與肩背之膂筋	寒
艮	土	東北風	凶風	大腸	兩脅腋骨下合肢節	
震	木	東風	嬰兒風	肝	筋組	身濕
巽	木	東南風	弱風	胃	肌肉	身重

(3) 九州九野說

《素問・生氣通天論》則有「九州」的記載，或云「天有日月，人有兩目。地有九州，人有九竅」。

《靈樞・九針論》說：

身形之應九野也，左足應立春，其日戊寅己丑。左脅應春分，其日乙卯。左手應立夏，其日戊辰己巳。膺喉首頭應夏至，其日丙午。右手應立秋，其中戊申己未。右脅應秋分，其日辛酉。右足應立冬，其日戊戌己亥。腰尻下竅應冬至，其日壬子。六腑下三臟應中州，其大禁，大禁太一所在之日，及諸戊己。

凡此九者，善候八正所在之處。所主左右上下身體有癰腫者，欲治之，無以其所直之日潰治之，是謂天忌日也。可據上文繪成圖2-57、58。

此則「病發於陽」於手，「病發於陰」於足。

左手立夏 戊辰己巳	膺喉夏至 丙午	右手立秋 戊申己未
左脅春分 乙卯	六腑 肝脾腎	右脅秋分 辛酉
左足立春 戊寅己丑	腰尻下竅 壬子	右足立冬 戊戌己亥

圖2－57　九宮配身形圖

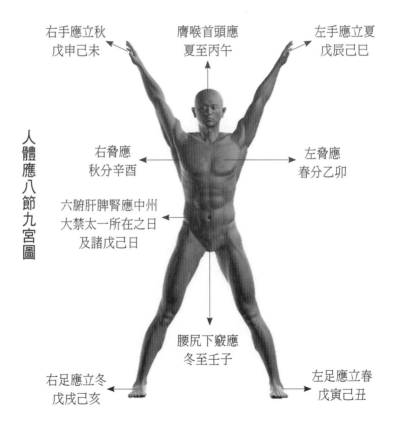

圖2－58　人體九宮圖

2. 地 勢

《素問·五常政大論》說：

帝曰：天不足西北，左寒而右涼；地不滿東南，右熱而左溫，其故何也？

岐伯曰：陰陽之氣，高下之理，太少之異也。東南方，陽也。陽者，其精降於下，故右熱而左溫。西北方，陰也。陰者，其精奉於上，故左寒而右涼。是以地有高下，氣有溫涼。高者氣寒，下者氣熱，故適寒涼者脹之，溫熱者瘡，下之則脹已，汗之則瘡已，此腠理開閉之常，太少之異耳。

帝曰：其於壽夭，何如？

岐伯曰：陰精所奉其人壽；陽精所降其人夭。

帝曰：善。其病也，治之奈何？

岐伯曰：西北之氣，散而寒之。東南之氣，收而溫之。所謂同病異治也。故曰氣寒氣涼，治以寒涼，行水漬之；氣溫氣熱，治以溫熱，強其內守，必同其氣，可使平也，假者反之。……高下之理，地勢使然也。崇高則陰氣治之，汙下則陽氣治之，陽勝者先天，陰勝者後天，此地理之常，生化之道也。

《素問·陰陽應象大論》說：

天不足西北，故西北方陰也，而人右耳目不如左明也；地不滿東南，故東南方陽也，而人左手足不如右強也。帝曰：何以然？岐伯曰：東方陽也，陽者其精並於上，並於上則上明而下虛，故使耳目聰明，而手足不便

也；西方陰也，陰者其精並於下，並於下則下盛而上虛，故其耳目不聰明，而手足便也。

故俱感於邪，其在上則右甚，在下則左甚，此天地陰陽所不能全也，故邪居之。

《素問‧六元正紀大論》說：

至高之地，冬氣常在，至下之地，春氣常在，必謹察之。

「天不足西北，地不滿東南」的認識起於什麼年代呢？《淮南子‧天文訓》說：「昔者共工與顓頊爭為帝，怒而觸不周之山，天柱折，地維絕，天傾西北，故日月星辰移焉；地不滿東南，故水潦塵埃歸焉。」可知此說最晚起於共工、顓頊時代。

西元前2214年堯帝開始，共工、顓頊在堯帝之前、黃帝之後，黃帝距今5000年，則此說當距今4500年左右。由於地理高下不同，氣候「寒涼」、「溫熱」的差異，水質有別，從而導致人們的腠理開閉不同，所以所患「脹」、「瘧」等病證亦不同。

「西北」地域「高者氣寒」，「寒則地凍水冰，人氣在中，皮膚致，腠理閉，汗不出，血氣強，肉堅澀」（《靈樞‧刺節真邪》），「故邪不能傷其形體，其病生於內」、「臟寒生滿病」（《素問‧異法方宜論》），所以「適寒涼者脹」，治宜「氣寒氣涼，治以寒涼，行水漬之」，具體實施是「下之則脹已」。

「東南」地域「下者氣熱」，「熱則滋雨而在上，根莖少汁，人氣在外，皮膚緩，腠理開，血氣減，汗大泄，

皮淖澤」（《靈樞·刺節真邪》），故「其病皆為癰瘍」（《素問·異法方宜論》），所以「溫熱者瘡」，治宜「氣溫氣熱，治以溫熱，強其內守」，具體實施是「汗之則瘡已」。

地理環境氣候變化，不僅影響人的發病，還影響到人的壽命長短，如《素問·五常政大論》說：「高者其氣壽，下者其氣夭」、「陰精所奉其人壽，陽精所降其人夭。」就是說，地勢高處陰精上奉，腠理密，陽氣堅固，其人壽命長；地勢低處氣候溫暖，陽氣不固，陰精外泄不足，其人壽命則短。而且地勢高下相差越大，壽夭的差別越大，反之則小，故云「地之大小異也，小者小異，大者大異」。

從人體八節九宮圖可以看出，上下左右是對應的，故有左右耳目手足之異。

從上述可以知道，地域、方位、地勢高下等地理環境變化不同，都可以造成氣候差別及水土差異，從而導致人們的不同生活習慣，以及人的體質、生理、病理等各方面的不同，出現一些地區好發病，於是其治療宜忌和方法也不盡相同。故五運六氣特別強調地理、氣候變化與疾病的關係，如《素問·五常政大論》說：「故治病者，必明天道地理，陰陽更勝，氣之先後，人之壽夭，生化之期，乃可以知人之形氣矣。」就是強調一個醫生要懂天地人三才之道，如《素問·著至教論》說：「上知天文，下知地理，中知人事，可以長久。以教應庶，亦不疑殆。」《素問·氣交變大論》說：「夫道者，上知天文，下知地理，

中知人事,可以長久。」

(三)創建中國傳統宇宙模式

古人曾用多種手法探索天地宇宙,《屍子》說:「上下四方曰宇,往來古今曰宙。」宇表示空間,宙表示時間。日月的運動,既有時間,亦有空間,古人探索日月運動,就必然會涉及到宇宙。

中國古代宇宙觀有蓋天說(平天說)、渾天說、宣夜說三種(圖2-59)。

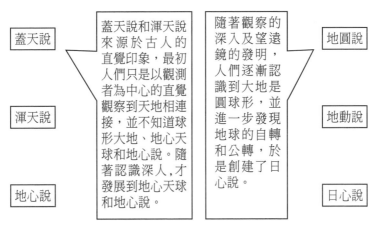

蓋天說		蓋天說和渾天說來源於古人的直覺印象,最初人們只是以觀測者為中心的直覺觀察到天地相連接,並不知道球形大地、地心天球和地心說。隨著認識深入,才發展到地心天球和地心說。	隨著觀察的深入及望遠鏡的發明,人們逐漸認識到大地是圓球形,並進一步發現地球的自轉和公轉,於是創建了日心說。		地圓說
渾天說					地動說
地心說					日心說

圖2-59 地心說和日心說

1.《周易》宇宙模式

我一再強調《周易》是一部天文曆法書,就像《春秋緯說題辭》云:「《易》者,氣之節,含玉精,宣律曆。上經象天,下經計曆。」《乾鑿度》說:「天地爛明,日

月星辰佈設,八卦錯序,律曆調列,五緯(即五星)順軌。」《乾元序制記》說:「六十四卦各括精受節以曆紀道。」所以《乾鑿度》卷下鄭玄注:「孔子以曆說《易》。」

《周易》不僅是一部講天文曆法的書,而且創建了一套中國傳統文化的宇宙模式,一直統治著中國的哲學思維。這一套中國傳統宇宙模式,就潛藏在《周易》篇首的乾坤兩卦之內。

觀察太陽運動,是「面南」觀象授時,這是中國最早的觀象授時法,正如《說卦傳》所記載那樣,是「聖人南面而聽天下,向明而治」。面南觀天,在天上繞地球運動的有日月五星二十八宿,古人稱之為「七政」。「面北」觀北極星及北斗星運動要晚於面南觀日月活動。

《說卦傳》說「乾為天,為圜」,「坤為地,為大輿」。圜者圓也,就是說伏羲氏看到的蒼天是個穹隆的大圓形,而大地是方的,可以承載萬物。古人以觀測地為中心,上觀天,下察地,然後把天地結合起來,就創建了中國古代以「天圓地方」為基礎理論的「蓋天說」宇宙模式,即以乾坤兩卦構建的宇宙模式。

2. 乾卦建立起來的天圓理論

(1) 乾為日的圓道運動

乾,帛書作鍵。《說卦傳》:「乾,健也。」《易緯·乾坤鑿度》:「乾訓健,壯健不息,日行一度。」從「壯健不息,日行一度」可知,乾有觀察太陽運行的功能,故《說文解字》說:「乾,上出也,從乙,乙物之達也,

趴聲。」又說：「趴，日始出光趴趴也，從旦，（方人）聲。」「上出」指太陽從地平線以下升到了地平線以上，日出地平線上為「旦」，故「旦」從日從一，所以「趴」字從「旦」，亦即「日始出光趴趴也」。健通楗，訓木。《集韻·顧韻》：「楗，剛木。」又健字從建，建有豎起、樹立的意思，說明乾還有立杆測日影通過觀測日影來考察太陽運行規律的功能，即有建木之意思。如《山海經·海內經》郭璞注：「有木，……名曰建木。……太皞爰過，黃帝所為。」《淮南子·墜形篇》：「建木在都廣，眾帝所自上下。」「太皞即伏羲，傳說他和眾天帝常常以建木當天梯上下往返。」❶《集韻》：「鍵，渠建切，音健。」是乾、鍵、健、建古通。而鍵訓閉藏，《禮記·樂記》：「倒載干戈，包之以虎皮，……名之曰建櫜。」鄭玄注：「建讀為鍵，字之誤也。兵甲之衣曰櫜，鍵櫜，言閉藏兵甲也。」故乾有潛龍說。太陽既能升天，又能入海，具有龍之性，故云乾龍。

《說卦傳》：「乾為天，為君。」「為君」指「東君」「日君」，即太陽。又說：「離為日，為乾卦。」可知乾有天和日之義。《禮記·郊特牲》說：「郊之祭，迎長日之至也，大報天而主日。」❷ 鄭玄的注文指出：「天之神，日為尊」，「以日為百神之王。」孔穎達疏：「天之諸神，唯日為尊，故此祭者，日為諸神之主，故云主日也」，「天之諸神，莫大於日，祭諸神之時，日居群神之首，故

---

❶ 陶陽、鐘秀：《中國創世神話》，上海人民出版社，1991年。
❷ 阮元：《十三經注疏》第444頁，中華書局，1991年。

云日為尊也。」這就是說，古人認為天與日是一回事，至少是把日看作天的實質性內容。《漢書・魏相傳》說：「天地變化必由陰陽，陰陽之分以日為紀。」❶ 看天，主要是看天的變化；看天的變化主要是看陰陽之分，例如晝夜、寒暑、陰晴等；看陰陽之分，其實是看太陽的運動。太陽是關鍵的，離開太陽不顧，便沒有天可言了，故說「大報天而主日」。

太陽的運行，四時的變化，寒暑的往來，晝夜的更替，就是古人心目中的天。太陽主宰著整個天道規律的變化，萬物都在隨太陽的變化而變化，故《彖傳》說：「大哉乾元，萬物資始，乃統天。雲行雨施，品物流形。大明始終，六位時成，時乘六龍以御天。乾道變化，各正性命。保合大和，乃利貞。首出庶物，萬國咸寧。」

「大哉乾元，萬物資始，乃統天」，就是講天道，就是講太陽運行的黃道，「乾元」指太陽的光熱，即宇宙中的陽氣。萬物生長靠太陽，故云「萬物資始」。太陽的周天運行以建一年四時，故云「統天」。

「雲行雨施，品物流形」，此言乾龍行雲施雨以滋育萬物生長，春夏陽生陰長而「雲行雨施」，秋冬萬物成熟收藏而云「品物流形」。

「大明始終，六位時成，時乘六龍以御天」，大明即是太陽，太陽主宰著天。故《說卦傳》說：「乾為大赤。」大赤即太陽。丁淮汾《俚語證古》卷1說：「太陽，

---

❶ 班固：《漢書》第1358頁，岳麓書社，1994年。

大明也。」❶《初學記》引《明廣雅》:「日名耀靈,一名
朱明,一名東君,一名大明。」❷ 說明《彖傳》將乾釋為
日是古訓。《彖傳》將一個太陽回歸年均分割成六個時
段,以配乾卦六爻,實際是將一年分為六個季節。故《周
髀算經》有七橫六間圖。六間就是六季。

　　明白了乾的真義,就可以解釋卦、爻辭了。太陽在白
天,是由羲和駕「六螭(即六龍)」載之而行。即羲和是
駕御日車的神。《離騷》:「吾令羲和弭節兮。」洪興祖補
注:「日乘車,駕以六龍,羲和御之。」《初學記》卷一引
《淮南子‧天文訓》:「爰止羲和,爰息六螭(今本《淮
南子‧天文訓》作「爰止其女,爰息其馬」,非),是謂
懸車。」原注:「日乘車,駕以六龍,羲和御之。」而太
陽在夜間的運行則是騎馬。這說明,「在神話思維裡,太
陽神除生物化為陽鳥、神龍之外,有時還被生物化為馬。
《五帝德》:『帝嚳春夏乘龍,秋冬乘馬。』帝嚳為東夷初
民所奉之太陽神,而言其乘龍乘馬,是為證。『撰余轡兮
高馳翔』,自然是指太陽神乘馬而行之意」。❸ 又如《九
歌‧東君》開頭就說:

暾(ㄊㄨㄣ)將出兮東方,照吾檻(ㄎㄢˇ)兮扶桑;
撫余馬兮安驅,夜皎皎兮既明。
太陽神駕著神馬結束了他的夜間運行而從東方露出海

❶ 何新:《諸神的起源》第54頁,光明日報出版社,1996年。
❷ 何新:《諸神的起源》第39頁,光明日報出版社,1996年。
❸ 江林昌:《楚辭與上古歷史文化研究》第28頁,浙江人民出版社,2001年。

面，其燦爛的陽光也將從扶桑樹梢照射到人家的門欄上。
請看，太陽神既駕龍又駕馬，既為龍又為馬。故《說卦
傳》說：「乾為良馬，為老馬，為瘠馬，為駁馬。」漢代
還有此類畫像（圖2－60、圖2－61）。

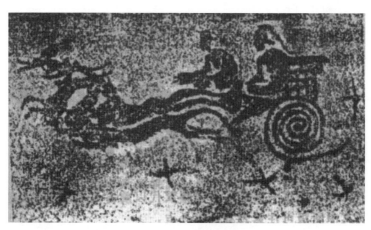

圖2－60　漢代畫像磚上的「乘龍御天圖」（義和駕車）

乘馬御日圖見漢武梁祠畫像石「帝車圖」。

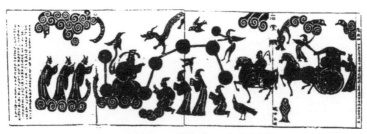

圖2－61　漢武梁祠畫像石「帝車圖」

「乾道變化，各正性命。保合大和，乃利貞。首出
庶物，萬國咸寧」。「乾道」就是日道，即黃道。太陽在

一年生命週期中的運行變化，形成了春生夏長及秋收冬藏，萬物在每季中都有各自的生命規律，如華北及其以南冬小麥應是秋播春末收穫，而我國東北的春小麥是開春後才種。玉米分春玉米和秋玉米，春玉米4月下旬5月上旬播種，8月下旬可收穫；秋玉米最遲不能遲於7月中旬播種，10月中下旬收穫。如有的植物是在子午之間開花，而有的植物是在卯酉之間開花。《太史公自序》說：「夫春生、夏長、秋收、冬藏，此天道之大經也，弗順則無以為天下綱紀。……《易》著天地、陰陽、四時、五行，故長於變。」❶

春夏秋冬，就是「元亨利貞」。「元亨」就是春生夏長，稱作「保合大和」；「利貞」就是秋收冬藏。

乾為首為天為日，故首稱太陽。庶物指萬物。出即生出。「首出庶物」，就是太陽生出萬物，即萬物生長靠太陽之意思。有了太陽，萬物富裕，國富民安，故云「萬國咸寧」。

《彖傳》以龍喻乾，龍是什麼？龍是從「太陽的循環運現象中幻化出來的神話思維產物」，「因為太陽白晝運行在天上，夜間則進人海底或地下，所以在神話思維中的太陽只具有飛鳥的特徵還不夠，還須具備『潛淵』或『入地』的本領」。❷ 因此，在乾卦的爻辭中所描繪的龍，便具有了「飛天」「在田」和「潛淵」的水陸空三棲本領。

---

❶ 司馬遷：《史記・太史公自序》第3290頁、3297頁，中華書局，1996年。

❷ 葉舒憲：《帝王與太陽》，載《晉陽學刊》第4期，1989年。

許慎在《說文》中說：「龍：鱗蟲之長，能幽能明，能細能巨，能長能短；春分而登天，秋分而潛淵。」把龍與季節聯繫到了一起，而季節的形成正是太陽運動的結果。

眾所周知，從春分到秋分，太陽是運行在地球北半球的，這時北半球天氣暖和；從秋分到春分，太陽是運行在地球南半球的，那時北半球天氣寒冷。由此可知，龍的升天與潛淵，與太陽的運行有密切關係。

既然乾卦六爻以龍為喻，那麼要想解釋清楚爻辭的內涵，就必須明白龍的特性。《左傳》昭公二十九年：「龍，水物也。」《周禮·考工記》也說：「水以龍。」這就是說，龍是水中的動物，行不離水，龍行則雲行雨施。

所以，我國的傳統觀念認為，龍是掌管雨水的動物，興雲布雨，司水理水。俗稱龍為雨師，當旱的時候，往往禱龍祈雨。

《左傳·昭公十七年》載古有以龍為紀的曆法。《古墳書·太古河圖代姓記》說：「伏羲氏命臣潛龍氏作甲曆。」即以龍為紀的甲曆。所以有人稱乾卦為六龍曆。

(2) 乾為天之蒼穹

古人在觀天象、察地理的實踐中發現，太陽每天從東方地平線升起，到了中午時太陽升到最高處，然後從西方地平線落下，發現太陽在天空走了個圓弧。

並且發現天和大地在地平線處相連接，於是定為天是圓的，見圖2-62所示。

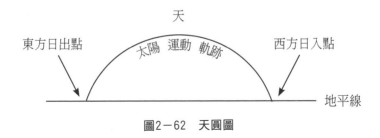

圖2-62　天圓圖

3. 坤卦創建起來的地方理論

(1) 地方說（圖 2 - 63）

《說卦傳》說「坤為地，為大輿」，坤卦六二爻辭說「直、方、大」。大地承載著萬物，就好比是一輛大車，故謂「厚德載物」。天是「圓」的，故云「圓」。地是「方」的，故云「直、方、大」。安徽阜陽出土式盤的外

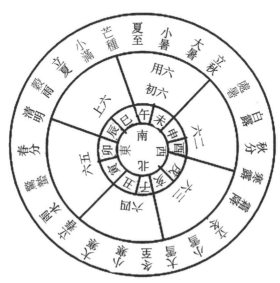

圖2-63　坤卦六爻順時針排列圖

圍就是方形的，代表地道。地道與日道反方向運行，是順時針左旋，故式盤地道盤上的十二地支和十天干都是順時針排列。陽生子，故初九始於冬至。陰生於午，故初六始於夏至。

(2) 天地六合

如果將乾卦和坤卦合起來，初爻起於北，則成為下面的六合圖（圖2-64）。由於天陽對地陰的關係，所以乾卦用九（陽數），坤卦用六（陰數）。又由於地道與天道相差兩節30天，所以乾卦初九與坤卦初六錯開一位。❶

由此可以看出，所謂「用九」「用六」就是一個封閉週期，就是「七日來復」的意思。所謂「用九：見群龍無首」「用六：利永貞」，是因為這是一個封閉週期，故云「無首」。《乾·文言》就直截了當地說「乾元用九，乃見天則」，「天則」就是日月的運行規則，即規律。其中子與丑合、寅與亥合、卯與戌合、辰與酉合、巳與申合、午與未合，稱為「六合」。

故宮內廷有乾清宮、交泰殿、坤寧宮就是取乾坤交合之意。外朝有太和殿、中和殿、保和殿三大殿，「和」即天地陰陽交合也。

(3) 立杆測影辨方位

因為大地方、直，故可以用來辨別方位，所以《周禮·天官塚宰》開宗就說「惟王建國，辨方正位」。辨別方位的方法是立杆測日影。

---

❶ 李零：《中國方術考》第135-136頁，東方出版社，2000年。

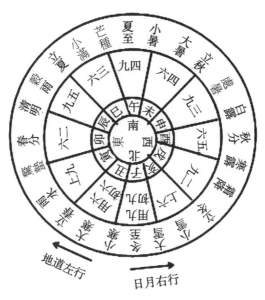

圖2－64　六合圖

用九：見群龍無首，吉。・用六：利永貞。
上九：亢龍，有悔。　　　　六合　・上六：龍戰於野，其血玄黃。

九五：飛龍在天，利見大人。　五合　・六五：黃裳，元吉。

九四：或躍在淵，無咎。　　　四合　・六四：括囊，無咎無譽。

九三：君子終日乾乾，夕惕　　三合　・六三：含章，可貞。或從王
　　　若，厲，無咎。　　　　　　　　事，無成有終。

九二：見龍在田，利見大人。　二合　・六二：直方大，不習，無不
　　　　　　　　　　　　　　　　　　利。

初九：潛龍，勿用。　　　　　一合　・初六：履霜，堅冰至。

《周禮・考工記・匠人》說：

匠人建國，平地以懸，置槷（ㄋㄧㄝˋ）以懸，眡（ㄕˋ）以景。為規，識日出之景與日入之景。晝參諸日中之景，夜考之極星，以正朝夕。

《周髀算經》卷下對此的描述是：

以日始出立表，而識其晷，日入復識其晷，晷之兩端相直者正東西也。中折之，指表者，正南北也。

《淮南子・天文訓》說：

正朝夕，先樹一表，東方操一表卻去前表十步，以參望日始出北廉。日直入，又樹一表於東方，因西方之表，以參望日方入北廉，則定東方。兩表之中與西方之表，則東西之正也。

現在繪圖（圖2-65）如下：

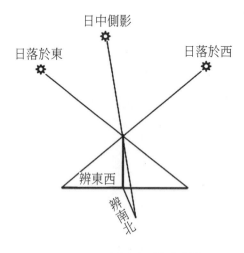

圖2-65　立杆測日影示意圖

乾卦九五「飛龍在天」，就是太陽上中天。

坤卦六五「黃裳」，「黃」字從「田」從「光」，表示太陽光芒普照大地，猶如大地穿上了黃色服裝，故云「黃裳」。《象傳》說：「黃裳元吉，文在中也。」文，《說文解字》說：「文，錯畫也，象交文，凡文之屬皆從文。」段玉裁注：「像兩紋交互也，紋者，文之俗字。」《謚法》說：「經緯天地曰文。」《繫辭傳》說：「物相雜，故曰文。」「相雜」即「交互」，「交互」即「交午」，《說文解字》說：「五，五行也，陰陽在天地間交午也。」就是天地陰陽男女相交合的意思。天地交、男女交，而萬物化生，即「天地之大德曰生」也。太陽光芒投射到大地上，就是天地交，故云「黃裳元吉」。

《周易》詳細記載了古人立杆測日影的科學實踐活動，觀卦下卦坤是大地，上卦巽是立木杆，是立杆測日影之象。

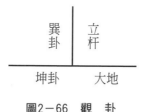

圖2－66　觀　卦

太陽由立杆投影於地上，故觀卦六四爻辭說「觀國之光」。測日影於中午，上觀天日，下觀四時變化，故《象傳》云「大觀在上，順而巽，中正以觀天下」。太陽稱太陽神，黃道就稱「神道」，故《象傳》云「觀天之神道，而四時不忒。聖人以神道設教，而天下服矣」。具體內容

見觀卦辭。

日出、日落測定出東西方向用「──」表示，日中測定出南北方向用「︱」表示，合起來就是一個「十」字。《說文解字》說：「十，數之具也，──為東西，︱為南北，則四方、中央備矣。凡十之屬皆從十。」中央為「立杆」所在的位置，便是「中」。

豐卦中提到的「日中」，離卦提到的「日昃」等都是對觀測日影的描述。

(4) 巫的誕生

立杆測日影工作是在地面進行的，所測的太陽在天上，連接太陽光和地面的是立杆──表，所以這個立杆具有通天地的作用，古稱通天梯，並用一個「工」字表示。工字，從二從︱。《說文解字》亙下說：「二，天地也。」而︱部說：「︱，上下通也。」準此，工字本義應該是上下通天地。「二」表示天與地分離開的情況，「︱」表示通天的「天梯」，人由「天梯」可登上天。而「工」字加上「人」成為「巫」，古代之巫就是通天地的人，即立杆測日影的人。這在古籍裡是有記載的，如《山海經》❶說：

巫咸國在女丑北，右手操青蛇，左手操赤蛇，在登葆山，群巫所從上下也。(《海外西經》)

大荒之中有山名曰豐沮玉門，日月所入，有靈山，巫咸、巫即、巫盼、巫彭、巫姑、巫真、巫禮、巫抵、巫

---

❶ 袁河：《山海經校注》，上海古籍出版社，1980年。

謝、巫羅才巫，從此升降，百藥爰在。(《大荒西經》)

所謂登葆山、靈山就是通天的「天梯」。袁珂在《山海經校注》中解釋「十巫從此升降」說：「即從此上下於天，宣神旨，達民情之意。靈山，蓋山中天梯也。」古代描述最典型、最完備的通天途徑見於《淮南子·地形訓》，❶ 即中國神話中著名的崑崙山：

崑崙之邱，或上倍之，是謂涼風之山，登之而不死；或上倍之，是謂懸圃，登之乃靈，能使風雨；或上倍之，乃維上天，登之乃神，是謂大帝之居。

王逸注《楚辭·天問》說：「崑崙，山名也，……其巔曰懸圃，乃上通於天也。」這恐怕是世界上最偉大最神秘的上天梯了。通天之所，除名山之外，還有建木等。

如《山海經·海內經》郭璞注：「有木，……名曰建木。……太暤爰過，黃帝所為。」《淮南子·墜形篇》：「建木在都廣，眾帝所自上下。」「太暤即伏羲，傳說他和眾天帝常常以建木當天梯上下往返」。❷ 以上所說，當是「巫」字產生的原型。故東漢許慎《說文解字》：

巫，祝也。女能事無形，以舞降神者也。象人兩褒（ㄒㄧㄡ）舞形。與工同意。古者巫咸初作巫。

注意「巫」「與工同意」，本意都是通天地的人。人稱《周易》是巫術文化，巫術是構成中國神秘文化的核心。看來只有明白巫是什麼，才能揭開中國神秘文化之謎。

---

❶ 劉安：《淮南子》，上海古籍出版社，1990年。
❷ 陶陽、鐘秀：《中國創世神話》，上海人民出版社，1991年。

　　《說文解字》說巫「以舞降神」，當是以舞迎接天神
的降臨。巫為什麼通天神？不妨從「神」字說起。神，從
示從申。《說文解字》：「示，天垂象，見吉凶，所以示人
也。從二，三垂，日、月、星也。觀乎天文以察時變。
示，神事也。」徐鍇注：「二，古上字。」上者天，日月
星皆天上之物。故段玉裁注：「言天懸象著明以示人。」
稱「示」為「神事」，可知「神」乃指日月星辰。虞翻曾
說：「神猶易也，謂日、月、斗。」❶「神」字，象通天的
巫人在聽天命。故「神」的本義，應是日月星辰垂示吉
凶以告巫。天神，乃指天上的日月星辰。《說文解字》：
「神，天神，引出萬物者也。」特別注意許慎說「神」是
專指「天神」的。徐鍇系傳：「天主降氣以感萬物，故言
引出萬物也。」徐灝注箋：「天地生萬物，物有主之者曰
神。」❷日月星辰的運動，太陽光的普照，萬物得以生。
所謂天神、五帝神等，只是日月星辰的代名詞罷了，是古
人對日月星崇拜的產物。如此看來，通天的巫，就是通
曉天文的人了。那麼，前文講的通天的「天梯」──登葆
山、靈山、崑崙山等，應該是古人便於觀測天象精心選擇
的天文臺所在地，就像現在的紫金山天文臺一樣，設立在
山上。前文《山海經》講到十巫從「靈山」上下於天地人
之間，這個「靈山」與後世天文家稱觀星測候之處為「靈
台」，兩名是相合的。靈字，其下有巫，透露出了靈與巫

---

❶ 李鼎祚：《周易集解》，北京市中國書店，1987年。
❷ 漢語大字典編輯委員會：《漢語大字典》，四川辭書出版社、湖北辭
書出版社，1991年。

的密切關係。所謂「建木」，筆者認為大概是古人立杆測日影用的插在地上的木杆，所以說「建木在都廣，……日中無景……蓋天地之中也」。**❶**

《說文解字》稱巫始於巫咸，《史記‧天官書》說巫咸是「傳天數」的人，亦證明巫是通曉天文的人。

綜上所述，巫本是通天的人，即通曉天文的人，掌握著日月星辰的運行規律，能預測天氣氣候的變化，早知由天文變化給人類帶來的吉凶禍福。反映出巫的原始本義是科學的，不是迷信，沒有什麼神秘的東西。所謂神秘，只是後世人在代代相傳的過程中，一些人為了維護他們高貴的統治地位，在宣佈推算某時的日月星辰運行規律結論──天象時，加上了種種的禮儀程式來迷惑人們，以神其事而捉弄人民，給巫披上了一層神秘的面紗。

此日晷已有出土實物，實物圖見前文。

蓋天說立杆測日影之事記載於《周髀算經》中。

4. 蓋天說

《晉書‧天文志》：「天圓如張蓋，地方如棋局。」**❷**這就是中國最早的宇宙理論──蓋天說，最早記載於《周髀算經》之中，謂：「方屬地，圓屬天，天圓地方。」**❸**《繫辭傳》所謂的「德圓」就是講「天之道」，「德方」

---

❶ 劉安：《淮南子》，上海古籍出版社，1990年。

❷ 唐太宗御撰：《晉書》卷十一，上海古籍出版社、上海書店二十五史本，第30頁，1986年。

❸ 趙爽注：《周髀算經》第11頁，上海古籍出版社，1990年。

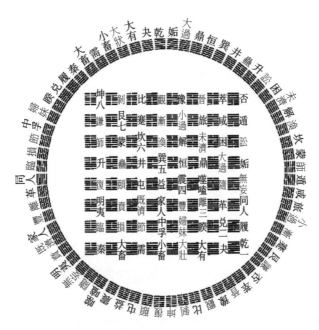

圖2-67　伏羲六十四卦圓方圖

就是講「地之道」。這可以用伏羲六十四卦圓方圖（圖
2-67）表示。

(1) 蓋天說宇宙模型──式盤

我國古人在認識天道日月運行週期規律和地道直方大
規律的基礎上，創建了科學實用的中國古代宇宙模型──
式（或稱式盤、占盤，即六壬式盤），作為古代天文曆法
家、陰陽數術家──巫占驗時日或堪輿之用，現在已經出
土這種器物達8件之多，❶ 前文所引為安徽阜陽雙古堆西
漢墓M1出土式盤。李零認為，《管子‧玄宮》和《山海

---

❶ 李零：《中國方術考》第90頁，東方出版社，2000年。

經》、《淮南子・天文訓》以及《夏小正》《月令》《呂氏春秋》十二紀等古籍都記載有這種圖式。[1] 這些式盤是打開中國傳統文化思維方式和行為方式神秘性的一把寶貴鑰匙。從出土的六壬式盤看，一般都由上、下兩盤組成，上盤圓形象天，叫作「天盤」；下盤方形象地，叫作「地盤」。如下圖2－68所示。

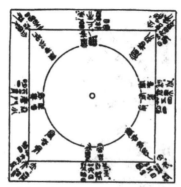

圖2－68(1)　安徽阜陽雙古堆西漢墓M1出土式盤2

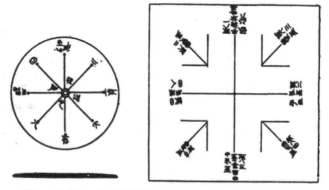

圖2－68(2)　安徽阜陽雙古堆西漢墓M1出土式盤2

❶ 李零：《中國方術考》第89頁，東方出版社，2000年。

　　李零認為這種六壬式盤來源於「蓋天說」，並附下面空間結構圖2－69加以說明。

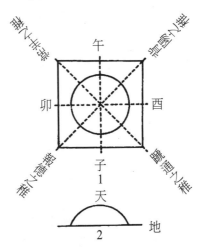

圖2－69　六壬式盤蓋天圖（1平面，2剖面）

　　在地道上進行立杆測日影，不僅可以定陰陽及其量的多少，還可以定方位，所以地道有東、南、西、北、中五方。東、南、西、北配以四時之四季，再加上四隅即東南、西南、西北、東北四維，就成為九個方位，所以地道是五分和九分單數系統，與天道二分、四分、六分、八分和十二分、十六分偶數系統不同，因為南面觀日月圓道運動「群龍無首」，沒有「中」位。

　　李零先生注意到了這種不同的分類方法，但是沒有找出其原因，實為遺憾。❶ 天道偶數（如十二地支、十二月等）系統屬於天盤配八卦系統，見圖2－70所示。

---

　　❶ 李零：《中國方術考》第134頁，東方出版社，2000年。

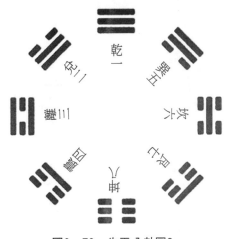

圖2－70　先天八卦圖2

　　而地道單數系統屬於地盤配河圖與洛書。如《靈樞・九宮八風》以及六壬、遁甲等。見圖2－71、圖2－72所示。

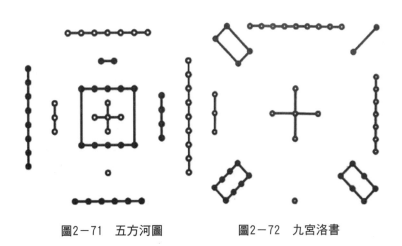

圖2－71　五方河圖　　　　圖2－72　九宮洛書

　　古人並根據地道九分理論把華夏大地劃分為九州（圖
2-73）。

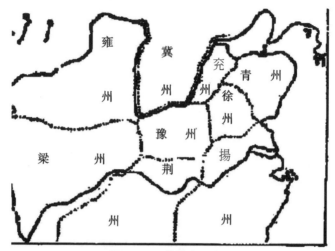

圖2-73　華夏九州圖

　　十天干，甲乙配東方，丙丁配南方，戊己配中央，庚
辛配西方，壬癸配北方，屬於地道。這是十天干的方位分
法。

　　天盤以十二地支（十二辰）與二十八宿四宮相應，這
是以天應於地。地盤以十干與二十八宿相應，這是以地應
於天。二十八宿是天盤與地盤的仲介。但方位是以地道方
位為主。

　　《國語‧周語下》說：「天六地五，數之常也。」
❶ 故《素問‧六節藏象論》說：「天以六六為節，地以九
九制會。」《素問‧天元紀大論》說：「天以六為節，地

────────────

❶ 薛安勤等：《國語譯注》第103頁，吉林文史出版社，1994年。

以五為制。周天氣者，六期為一備；終地紀者，五歲為一周……五六相合，而七百二十氣為一紀，凡三十歲，千四百四十氣，凡六十歲，而為一周，不及太過，斯皆見矣。」又說：「所以欲知天地之陰陽者，應天之氣（田按：以地應天），動而不息，故五歲而右遷；應地之氣（田按：以天應地），靜而守位，故六期而環會。動靜相召，上下相臨，陰陽相錯，而變由生也。」

為什麼《國語》以「天六地五」為「常數」呢？「地五」好理解，那麼「天六」呢？古人看到太陽從南回歸線冬至運行到北回歸線夏至的夏半年用了六個朔望月，太陽從北回歸線夏至運行到南回歸線冬至的冬半年也用了六個朔望月，所以古人總結出天道是以「天六」為「常數」。中國傳統文化以乾天坤地陰陽觀念來說明一切事理，認為一個朔望月是半個週期，加上第二個朔望月才是一個完整的週期（其模型就是太極圖），半個陽週期，半個陰週期，陰陽合起來才是一個完整週期，所以將一年概括為六個週期，這就是一年的「天六」常數。

(2) 蓋天說的方向

蓋天說是由天道和地道構成的，天陽對地陰，天陰對地陽，所以天道圖是上南下北，而地道圖是上北下南，如圖2-74所示。

所以李零發現一些古籍中記載著上北下南與上南下北方位之異。如《管子・玄宮》和《管子・玄宮圖》所記就是如此。李零先生認為，《玄宮》圖代表「四時之序」（田按：屬於天道），而《玄宮圖》中的圖代表「四方之

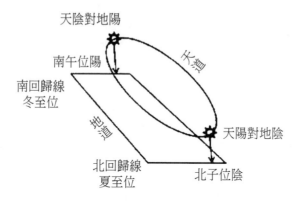

圖2-74　天地陰陽異性對位圖

位」（田按：屬於地道）。李零先生並認為，「上北下南」方位主要是天文、時令所用，多按逆時針右旋排列；「上南下北」方位主要是地形所用，多按順時針左旋排列。❶

(3) 蓋天說宇宙模式在《內經》的應用

《內經》天圓地方說。

《靈樞‧邪客》說：「天圓地方，人頭圓足方以應之。天有日月，人有兩目；地有九州，人有九竅。」

《周易》提出「六位」週期和「七日來復」的天圓結構，以及地理「五方」「九方」結構，被《內經》完全繼承下來。如《素問‧六節藏象論》說：「天以六六為節，地以九九制會。」《素問‧天元紀大論》說：「天以六為節，地以五為制。周天氣者，六期為一備；終地紀者，五歲為一周……五六相合，而七百二十氣為一紀，凡三十歲，千四百四十氣，凡六十歲，而為一周，不及太過，

---

❶ 李零：《中國方術考》第135-136頁，東方出版社，2000年。

斯皆見矣。」又說：「所以欲知天地之陰陽者，應天之氣（田按：以地應天），動而不息，故五歲而右遷；應地之氣（田按：以天應地），靜而守位，故六期而環會。動靜相召，上下相臨，陰陽相錯，而變由生也。」

從天來說，《內經》將一年劃分為「六氣」以及三陰三陽「六經」，符合天道「以六為節」的規律。如《內經》有三百六十日為一歲的曆法，謂「天有十日，日六竟而周甲，甲六復而歲終，三百六十日法也」。並進一步將一年氣象劃分為六個時間段落，如《素問‧天元紀達論》說：「寒暑燥濕風火，天之陰陽也，三陰三陽上奉之。」這種「六氣」的變化又有多種涵義：

一是將一年分為六氣而各有主時，也稱六步、六節，或分別稱為初氣、二氣、三氣、四氣、五氣、六氣（即終氣）。即將太陽回歸年中的氣候狀態均分為風、熱、火、濕、燥、寒六個時間段落。如《素問》說：

夫六氣者，行有次，止有位（《六元正紀大論》）。

天地合氣，六節分，而萬物生矣（《至真要大論》）。

所謂步者，六十度而有奇（《六微旨大論》）。

現代氣象學稱此六季為風季、暖季、熱季、雨季、乾季、寒季。

二是天體運行存在著六的倍數週期，如十二年、六十年等，即運氣七篇中的子午之年、丑未之年、寅申之年、卯酉之年、辰戌之年、巳亥之年等，配上三陰三陽就是《內經》所說：「厥陰之上，風氣主之；少陰之上，熱氣主之；太陰之上，濕氣主之；少陽之上，相火主之；陽明

之上，燥氣主之；太陽之上，寒氣主之。所謂本也，是謂六元。」

從地來說，《內經》將地劃分為「五方」和「九方」兩類：

一是將地劃分為東、南、西、北、中五方，配以河圖、五臟。

二是將地劃分為東、東南、南、西南、西、西北、北、東北、中「九方」，稱作「九宮」，配以洛書，如《靈樞‧九宮八風篇》。

從人來說，人應天地，《素問‧六節臟象論》說：「天六六之節，以成一歲，人以九九制會⋯⋯天以六六為節，地以九九制會⋯⋯夫自古通天者，生之本，本於陰陽。其氣九州九竅，皆通乎天氣。故其生五，其氣三。三而成天，三而成地，三而成人，三而三之，合則為九。九分為九野，九野為九臟；故形臟四，神臟五，合為九臟以應之也。⋯⋯六六九九之會也。」

(4) 蓋天說宇宙模式在《傷寒論》的應用

乾為天為日，配少陽三焦相火。坤為地為月，配太陰脾濕（水）。乾坤組成一太極，於是我將《傷寒論》組成「太極三部六經體系」，詳細情況見《中醫太極三部六經體系——傷寒真原》一書。

(5) 蓋天說宇宙模式在行政中的應用

① 神道設教

觀☶風地觀，巽上坤下。

觀：盥而不薦，有孚顒若。

彖曰：大觀在上，順而巽，中正以觀天下。觀，盥而不薦，有孚顒若，下觀而化也。觀天之神道，而四時不忒，聖人以神道設教，而天下服矣。

象曰：風行地上，觀；先王以省方，觀民設教。

按：這裡的神，不是鬼神的神，是「陰陽不測之謂神」的神，講陰陽的變化，而陰陽變化來源於日月地運動，故謂「觀天之神道」，這個道講規律，就是觀察自然界的各種規律。如何把握自然界的規律呢？觀察春夏秋冬四時陰陽變化，依「四時不忒」——四時無毫釐差錯的平氣去考察四時的太過與不及。有了這個標準，天下人民才會信服你。

「神道設教」什麼呢？即乾卦卦辭所說的「元亨利貞」，就是春、夏、秋、冬四時，孔子將他解釋為「仁義禮智」。可知古禮來源於「神道設教」，即來源於天道。如《禮記・禮運》說：

夫禮必本於大一，分而為天地，轉而為陰陽，變而為四時，列而為鬼神……夫禮必本於天，動而之地，列而之事，變而從時，協於分藝。其居人也曰養，其行之以貨、力、辭讓、飲食、冠、昏、喪、祭、射、御、朝、聘。

先王患禮之不達於下也，故祭帝於郊。

可知古禮是根源於天道四時變化的，並按照四時不同變化制定各種規章制度，即古代的明堂之制。禮體現在人身上便是仁義禮智信，禮的運作則是由財貨、勞力、禮讓、飲食、冠禮、婚禮、喪禮、祭禮、射禮、御禮、朝會、請聘等來實現的。

帝即天。祭帝就是祭天。天道陰陽變化莫測，故稱天神，或稱上帝。

《彖傳》作者去古不遠，尚知古之遺聞，故在訓釋卦象和卦辭時，往往能達其本旨。如說：「大觀在上，順而巽，中正以觀天下，觀。『盥而不薦，有孚顒若』，下觀而化也。觀天之神道，而四時不忒。聖人以神道設教，而天下服矣。」所謂「中正以觀天下」，即指要在中午日正時觀測日影這一事實。《玉篇》：「化，易也。」化，訓變化、改變。如恒卦《彖傳》說：「日月得天而能久照；四時變化而能久成。」所謂「下觀而化」，意思是說：不用仰觀太陽在天空中的運行，只要下觀日影的盈縮就可以知道天地四時的變化及太陽的運動規律。所謂「觀天之神道」，古稱太陽為太陽神，「神道」指太陽的運行軌道。觀測太陽的運行軌道，是為了進一步推算出四時季節的準確性，以便掌握農事的準確時間，故曰「四時不忒」。

聖人則按太陽的自然運行規律安排農事及國事，並教育民眾要按自然規律辦事。服，有實行、信服二義。《廣雅·釋詁一》：「服（服），行也。」《尚書·召誥》：「越厥後王後民，茲服厥命。」孔穎達疏：「謂繼世之君及其時之人皆服行其命之命。」所謂「天下服」，意思是說：天下都實行聖人按自然規律制定的禮制及事情安排，民眾都信服他。

《彖傳》作者由天道推及人事說：「先王以省方，觀民設教。」以，介詞，訓因，可引申為按。意思是說：先王按照自然規律順天時而視察東南西北各方，然後根據各

方的天時、地理、民情制定各種管理教育制度。

古時測日影，是件關係到國家命運年景好壞的大事，需要嚴肅認真對待，特別是冬至日測日影，君王在灌水找地平時，先要祭祀太陽神和祖先，舉行隆重的儀式。如《易緯‧通卦驗》說：「人主不出宮，商賈人眾不行者五日，兵革伏匿不起，人主與群臣左右從樂五日，天下人眾亦在家從樂五日，以迎日至之大禮。人主致八能之士，或調黃鍾，或調六律，或調五聲，或調五行，或調律曆，或調陰陽。……五日儀定，天地之氣和，……則陰陽之晷如度數。夏日至之禮，如冬日至之禮。」《周易集解》引馬融說：「國之大事，唯祀與戎，王道可觀，在於祭祀，祭祀之盛，莫過初盥降神。」故有人訓盥為灌祭。然沒有講清楚因何事而舉行如此隆重的灌祭。特別是將「不薦」訓釋為不進獻祭牲，是很牽強的。關係到國家命運年景好壞的隆重祭祀，怎能不獻祭牲？

古人舉行隆重的「迎日至之大禮」慶祝活動，舉國上下放公休日五日，猶如今天紀念某種節日舉行慶祝活動一樣，有的還要對死難者志哀或獻花圈，是一種理性和科學的慶祝活動儀式，絕不是今人所理解的宗教、迷信活動。

立表測日影，是古人發揮主觀能動性去探索太陽運動規律的一項科學實踐活動。所以觀卦，是記錄古人努力認識和改造物質自然界活動的經驗總結，是古人探索宇宙規律、尋求生活指導的長期科學實踐的智慧結晶。

以此推論，《易經》絕不是宗教、迷信的產物，而是伏羲對遠古人們進行天文科學實踐活動的一次理論大總

結，使它上升為較為系統的天文科學知識。因此，我們認為伏羲是一個遠古時代的大科學家，決不是什麼從事宗教、迷信的大巫師。

② 祭 祀

祭祀是「神道設教」的最重要形式，古籍記載國之大事在於祭祀和戰爭，謂「國之大事，在祀與戎」。❶

祭祀，首先是祭天，包括天地日月，大家看看北京的天壇、地壇、日壇、月壇就知道了。

祭天，周代祭天的正祭是每年冬至日在國都南郊圜丘舉行。「圜丘祀天」與「方丘地」，都在郊外，所以也稱為「郊祀」。如《禮記‧禮運》所說「祭帝於郊」。圜丘是一座圓形的祭壇，古人認為天圓地方，圓形正是天的形象，圜同圓。為什麼要在冬至日祭天？因為冬至日一陽來復，天為陽，故在陽氣來復的那一天祭祀。祭祀之前，天子與百官都要齋戒並省視獻神的犧牲和祭器。祭祀之日，天子率百官清早來到郊外。天子身穿大裘，內著袞服（飾有日月星辰及山、龍等紋飾圖案的禮服），頭戴前後垂有十二旒的冕，腰間插大圭，手持鎮圭，面向西方立於圜丘東南側。這時鼓樂齊鳴，報知天帝降臨享祭。接著天子牽著獻給天帝的犧牲，把它宰殺。這些犧牲隨同玉璧、玉圭、繒帛等祭品被放在柴垛上，由天子點燃積柴，讓煙火高高地升騰於天，使天帝嗅到氣味。隨後在樂聲中迎接「屍」登上圜丘。屍由活人扮飾，作為天帝化身，代表天

---

❶ 《左傳‧成公十三年》，十三經注疏本，中華書局，1980年版。

帝接受祭享。屍就坐，面前陳放著玉璧、鼎、簋等各種盛放祭品的禮器。這時先向屍獻犧牲的鮮血，再依次進獻五種不同品質的酒，稱作五齊。前兩次獻酒後要進獻全牲、大羹（肉汁）、鉶羹（加鹽的菜汁）等。第四次獻酒後，進獻黍稷飲食。薦獻後，屍用三種酒答謝祭獻者，稱為酢。飲畢，天子與舞隊同舞《雲門》之舞，相傳那是黃帝時的樂舞。最後，祭祀者還要分享祭祀所用的酒醴，由屍賜福於天子等，稱為「嘏」，後世叫「飲福」。天子還把祭祀用的牲肉贈給宗室臣下，稱「賜胙」。後代的祭天禮多依周禮制定，但以神主或神位牌代替了屍。

③ 明堂制

古代明堂制得到了長沙子彈庫出土戰國楚帛書的證實。

馮時說，長沙子彈庫出土戰國楚帛書：「設計形式由內外兩部分內容組成。內層為方向互逆的兩篇文字，第一篇文字居右，共八行三段，內容為創世神話；第二篇文字居左反置，共十三行兩段，內容為天文星占。外層分帛書四周為十六等區，其中居於四隅的四區分別繪有青、赤、白、黑四色木，其餘十二區則依次繪有十二月神將，並以每三神將為一組分居四方，分別代表四季的孟、仲、季三月。月將之後均書月名與季名以及各月用事宜忌，月名形式同於《爾雅・釋天》所載的月名體系。各月的排列格式以夏曆孟春之月為首，起於與內層第二篇文字平行的位置，而後依次順時針沿帛書邊緣與十二月神將相間書寫，從而形成青木統領春三月居東、赤木統領夏三月居南、白

木統領秋三月居西、黑木統領冬三月居北的配合形式（見
圖2-75）。帛書既有這樣的設計，因此讀法也很特別，
起讀當從內層第一篇文字開始，然後需將帛書右旋180
度，使內層第二篇文字處於正方向而續讀。內層文字讀畢
之後，再接讀與內層第二篇文字並列的外層孟春之月的內
容，並依次右旋帛書，順讀外層十二月宜忌各篇。帛書的
設計當以古代式圖為基礎，因此這種以右旋法讀解帛書的
過程實際也就暗寓著天蓋的旋轉。」

　　據此可以繪成圖2-76所示。

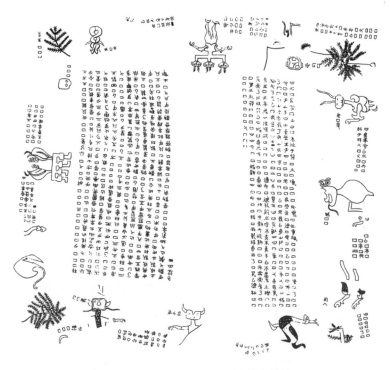

圖2-75　長沙子彈庫出土戰國楚帛書

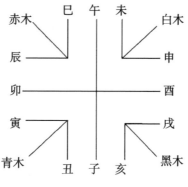

圖2-76　楚帛書結構示意圖

《大戴禮記‧明堂》說：「明堂者，故有之也……上圓下方。」注引《曾子天圓》說：「天道曰圓，地道曰方。」❶ 闡述的即是蓋天說。

(6) 小　結

由以上論述可知，《周易》本身就是一本科學巨著，怎麼能說《易經》是中國科學發展的障礙呢？怎麼能說中國古代沒有科學呢？實際上那些人都是一些民族虛無主義者。是的，西方先進的東西我們要學，但是不能拿民族文化作為犧牲品。

據此皇帝們概括成一句「奉天承運」，奉訓遵照。奉天，遵照天道規律辦事。承訓順從，以下順上。承運，順從天道運行規律。奉天承運，意思是人們要順從天道運行規律辦事，這就是明堂制。

---

❶ 王聘珍：《大戴禮記解詁》卷八第149頁，中華書局，1983年。

5. 渾天說

渾天說認為，天是一個圓球，地球如蛋黃浮在其中，日月五星附麗於天球上運行。張衡《渾天儀圖注》記載：「渾天如雞子，天體圓如彈丸，地如雞中黃，孤居於內，天大而地小，天表裡有水，天之包地，猶殼之裡黃。」即認為天像雞蛋殼，地像蛋黃。

《說文解字》：方，並船也，象兩舟省總頭形。汸，方或從水。方，不是方正的方，從坤陰坤水，即汸。形容大地浮在水中。屬於渾天說。

6. 宣夜說

宣夜說最早文獻見於蔡邕「朔方上書」，其文載於《後漢書》劉昭注：

言天者有三家：一曰周髀，二曰宣夜，三曰渾天。

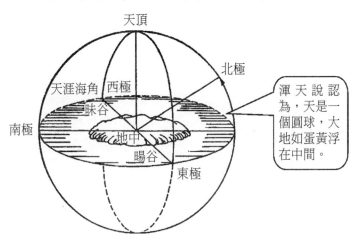

圖2-77 《堯典》渾天宇宙觀示意圖（金祖孟）

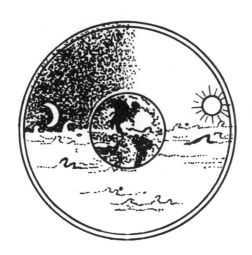

圖2－78　渾天宇宙觀示意圖

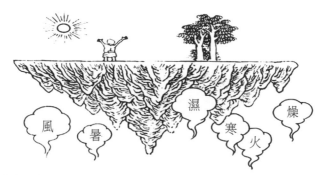

在《黃帝內經》中，古人認為大地處於太空的中間、人的下面，它所以懸而不墜，是由於大氣托舉的原因。

其中燥氣使其乾燥，暑氣使其蒸發，風氣使其運動，濕氣使其滋潤，寒氣使其凝固，火氣使其溫暖。燥熱之氣在上、寒風之氣在下、濕氣位於中央、火氣遊行於諸氣之間。

周春才

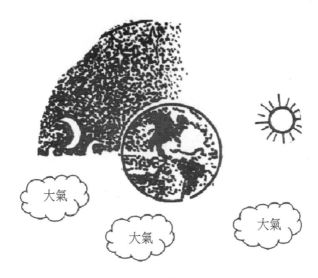

圖2-79　宣夜宇宙示意圖

　　《周髀算經》載蓋天說。《素問・天元紀大論》說：「太虛廖廓，肇基化元，萬物資始，五運終天，布氣真靈，總統坤元，九星懸朗，七曜周旋。曰陰曰陽，曰柔曰剛，幽顯既位，寒暑弛張，生生化化，品物咸章，臣斯十世，此之謂也。」認為大地在太虛之中由氣憑托，日月五星七政圍繞大地做周天運動，而導致陰陽剛柔之化、晝夜寒暑之變，從而生化萬物。這就是宣夜宇宙觀。

7. 老子、孔子師徒宇宙生成論

　　現在國學，不但是國民學習的熱點，也是世界人民學習的熱點。而國學的核心是中國傳統文化的兩大體系——老子道家思想和孔子儒家思想。老子思想和孔子思想的本源是天道，中國的傳統是承天道而來，堅守傳統文化的做

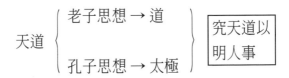

人標準，也就是遵從天道。

(1) 老子宇宙生成論

老子《道德經》的學術思想，最重要的命題，就是「道」。這個道，是宇宙的本源，可以生化萬物。《道德經》❶ 說：

道生一，一生二，二生三，三生萬物。萬物負陰而抱陽，沖（出土馬王堆甲本作「中」）氣以為和。

我認為這個道，主要是天道，天的運行道路，即日月運行之黃道。《素問‧生氣通天論》❷ 說「天運當以日光明」，則天道當以黃道為主，可引申為自然規律。天道的「一」是唯一的一，黃道只有一條，故云「道生一」。但古人觀察太陽視運動，有南北往返四季陰陽之變，一分為二，謂「一生二」，故云「一陰一陽之謂道」。

對此《道德經》有明確的描述，謂：「有物混成先天地生，寂兮寥兮獨立不改，周行而不殆，可以為天下母，吾不知其名，強字之曰道，強為之名曰大。大曰逝，逝曰遠，遠曰反。」這個「先天地生」之物是指太陽，太陽運動「周行而不殆」，循環不已，週而復始。「萬物恃之

---

❶ 任繼愈著，老子新譯〔M〕，上海：上海古籍出版社，1988。

❷ 南京中醫學院醫經教研組，黃帝內經素問譯釋〔M〕，上海：上海科學技術出版社，1959.18頁。

以生」指萬物生長靠太陽，故云「可以為天下母」。太陽一年四季南北往返視運動，謂之「逝」「反（返）」。故云「大」云「道」。道與大是同一回事，故云大道。大道至簡，唯云一！

有學者認為，《道德經》第十一章說「三十輻，共一轂」即言太陽光之輻射。

太陽視運動，每天東升西落，每年南北往返，可云「常道」，但太陽每天東升西落的地點不同，故又云「非常道」。所以《道德經》開篇就說：

道，可道，非常道。名，可名，非常名。

無，名天地之始。有，名萬物之母。

故常無，欲以觀其妙；常有，欲以觀其徼。

此兩者同，出而異名，同謂之玄。玄之又玄，眾妙之門。

無和有「兩者同，出而異名」，說的是同一個事物，無所謂「有先」「無先」。

「玄」是什麼？看看《內經》是怎麼說的，謂：

夫五運陰陽者，天地之道也，萬物之綱紀，變化之父母，生殺之本始，神明之府也，可不通乎。故物生謂之化，物極謂之變。陰陽不測謂之神，神用無方，謂之聖。夫變化之為用也，在天為玄，在人為道，在地為化，化生五味，道生智，玄生神。神在天為風，在地為木；在天為熱，在地為火；在天為濕，在地為土；在天為燥，在地為金；在天為寒，在地為水。故在天為氣，在地成形，形氣相感，而化生萬物矣。（《素問‧天元紀大論》）

東方生風，風生木，木生酸，酸生肝，肝生筋，筋生心。其在天為玄，在人為道，在地為化；化生五味，道生智，玄生神，化生氣。神在天為風，在地為木，在體為筋，在氣為柔，在臟為肝。（《素問・五運行大論》）

於此可知，「玄」就是萬物之變化，萬物的變化就是陰陽的變化，陰陽變化莫測謂之神，故云「玄生神」。在天可變化為風、熱、濕、燥、寒五氣，在地可變化為木、火、土、金、水五行。「在天為氣」就是「無」，「在地成形」就是「有」，故云「此兩者同，出而異名」。

$$玄 \to 神 \begin{cases} 在天為氣 \to 無 \to 五氣 \\ \\ 在地成形 \to 有 \to 五味 \end{cases} \boxed{\begin{array}{l}氣、味合和，\\神乃自生事\end{array}}$$

陰陽合氣而生物，和氣生物（中氣以為和），故云「萬物負陰而抱陽」。生物即三，謂「三生萬物」。「三生萬物」是一種複製繁衍功能。《素問》云「天地（陰陽）合氣，命之曰人」，《周易・繫辭傳》則云「天、地之大德曰生」，即《周易》泰卦說的「天地交而萬物通也」。❶ 就是說，萬物都有陰陽兩條生命鏈和一條複製繁衍鏈，現代生物學DNA學說可以說明這個問題。

DNA雙條鏈代表陰陽二，RNA的複製繁衍即是三，故云「三生萬物」，就是萬物化生的過程。如陽之精子和陰之卵子雖然都是生命體，但沒有複製繁衍功能，當陽之

---

❶ 阮元，十三經注疏周易〔M〕，北京：中華書局，1991。

精子和陰之卵子結合成一個新生命體——胚胎時，才能繁殖為下一代。人是「一」，精子和卵子是「二」，胚胎是「三」。其發展趨勢如圖2－80、圖2－81所示：

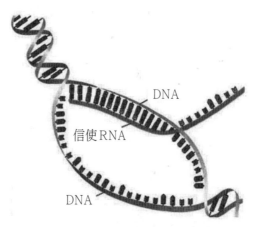

圖2－80　DNA結構示意圖1（網下）

立體結構

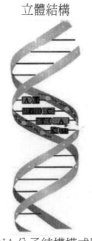

DNA分子結構模式圖

圖2－81　DNA結構示意圖2（網下）

萬物都有陰陽兩條生命鏈，還有一條複製繁衍鏈。

《尚書・周書・泰誓》說：「惟天地，萬物父母；惟人，萬物之靈。」❶ 人為萬物之靈，是「三生萬物」之代表。如圖2-82所示：

人體的兩個生命體──父母遺傳生命體和自然遺傳生命體，既不能單獨存活，也不能單獨複製，只有二者結合起來成為一個完整的新生命體才是一個健康的人，才能複製繁衍下一代。特別是自然遺傳生命體，是進行與外界新陳代謝、獲取能量及適應外部環境的基本保障。腎主水，腎複製，就是水生萬物。老子「三生萬物」的宇宙生成論，即生命創生觀，解決了萬物本身的建構問題。

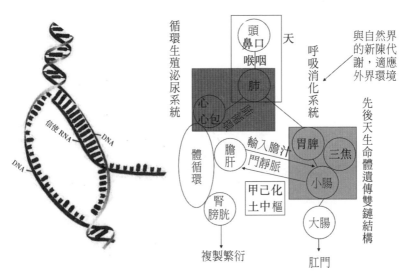

圖2-82　人體生理示意圖

❶ 阮元，十三經注疏尚書〔M〕，北京：中華書局，1991。

(2) 孔子宇宙生成論

我們不能只抱著一本孔子弟子記錄孔子言行的《論語》論孔子，孔子的晚年著作是《易傳》《春秋》，所以概括論之，孔子思想有兩個核心：一個是《易傳》中的「時」；一個是《論語》的「仁」。由春夏秋冬之時，提出仁義禮智信。「時」是本源。時屬於天道而生化萬物，從而提出了他的宇宙生成論。這就是孔子說的「吾道一以貫之」(《里仁》)，「予一以貫之」(《衛靈公》)。❶

這個貫通孔子思想的「一」是什麼呢？不就是老子「道生一」的「一」嗎？孔子受老子的影響而貴天道，成為他一生的理想。《禮記‧哀公問》記載魯哀公曾問孔子說：「敢問君子何貴乎天道也？」孔子回答說：「貴其不已。如日月東西相從而不已也，是天道也。不閉其久，是天道也。無為而物成，是天道也。已成而明，是天道也。」❷ 孔子從四方面闡述了天道偉大，「無為」顯然是對老子思想的繼承，而更多的是對《周易》的繼承。孔子在《繫辭傳》說：

易有太極，是生兩儀，兩儀生四象，四象生八卦。

孔子在其所著《周易乾鑿度》中有更詳細論述：

孔子曰：易始於太極。太極分而為二，故生天地，天地有春秋冬夏之節，故生四時。四時各有陰陽剛柔之分，故生八卦。八卦成列，天地之道立，雷風水火山澤之象定

---

❶ 阮元，十三經注疏論語〔M〕，北京：中華書局，1991。

❷ 阮元，十三經注疏禮記〔M〕，北京：中華書局，1991.禮記集說〔M〕，上海：上海古籍出版社，1987.277頁。

矣。

其布散用事也，震生物於東方，位在二月。巽散之於東南，位在四月。離長之於南方，位在五月。坤養之於西南方，位在六月。兌收之於西方，位在八月。乾制之於西北方，位在十月。坎藏之於北方，位在十一月。艮終始之於東北方，位在十二月。八卦之氣終，則四正四維之分明，生長收藏之道備，陰陽之體定，神明之德通，而萬物各以其類成矣。皆易之所包也，至矣哉，易之德也。孔子曰：歲三百六十日，而天氣周，八卦用事，各四十五日，方備歲焉。故艮漸正月，巽漸三月，坤漸七月，乾漸九月，而各以卦之所言為月也。乾者，天也，終而為萬物始，北方萬物所始也，故乾位在於十月。艮者，止物者也，故在四時之終，位在十二月。巽者，陰始順陽者也，陽始壯於東南方，故位在四月。坤者，地之道也，形正六月。四維正紀，經緯仲序，度畢矣。

郭店出土文物《太一生水》❶ 記載的宇宙生成模式是：

太一——天地——神明——陰陽——四時。

《禮記·禮運》記載的宇宙生成模式是：

必本於太一，分而為天地，轉而為陰陽，變而為四時。

神明之神指「陰陽不測謂之神」之神，天地、陰陽、兩儀屬於同一個層面的內涵，四時、四象屬於同一個層面

---

❶ 馮時，中國古代的天文與人文〔M〕（修訂版），北京：中國社會科學出版社，2009,229頁。

的內涵，這與孔子宇宙生成模式是一樣的，但比孔子說得清楚明白。其陰陽、四時明白屬於天文學範圍，產生於太陽黃道視運動，所以我們說太極、太一是講黃道。

宇宙的唯一，即大一、太一。太陽運動必蒸水而化，水必隨太陽而升降運動，故云「太一生水」，即《道德經》第八章所謂「水幾於道」。太陽蒸發水生於天，故又云「太一藏於水，行於時」。可知「太一生水」和「太一藏於水」並不矛盾。

太陽不離水，水不離太陽，故乾卦以乾為太陽、為龍，並云「雲從龍」。「大明始終，六位時成，時乘六龍以御天」，大明即是太陽，太陽主宰著天。故《說卦傳》說：「乾為大赤。」大赤即太陽。丁淮汾《俚語證古》卷1說：「太陽，大明也。」❶《初學記》引《廣雅》：「日名耀靈，一名朱明，一名東君，一名大明。」❷ 說明《彖傳》將乾釋為日是古訓。

《彖傳》將一個太陽回歸年均分割成六個時段，以配乾卦六爻，實際是將一年分為六個季節。「大哉乾元，萬物資始，乃統天」，就是講天道，就是講太陽運行的黃道，「乾元」指太陽的光熱，即宇宙中的陽氣。萬物生長靠太陽，故云「萬物資始」。太陽的周天運行以建一年四時，故云「統天」。「雲行雨施，品物流形」，此言乾龍行雲施雨以滋育萬物生長，春夏陽生陰長而「雲行雨施」，秋冬萬物成熟收藏而云「品物流形」。

---

❶ 何新，諸神的起源〔M〕，北京：光明日報出版社，1996.54頁。
❷ 何新，諸神的起源〔M〕，北京：光明日報出版社，1996.39頁。

道和太極都是系統整體，是兩種互補的宇宙生成論。

什麼是「易」呢？《說文解字》和《周易參同契》謂「日月為易」。《易經》就是伏羲研究日月運動規律寫成的。太極，又稱太一、大一，也是講黃道。太陽視運動有陰陽之分，故云「生兩儀」。一年陰陽分為四季二至二分四立八節，故云「兩儀生四象，四象生八卦」。陰陽之分，由宏觀走向微觀，代代相傳，是對老子宇宙生成論的補充發展。其發展趨勢可分卦象序列和太極序列兩類。

① **卦象序列**（見圖 2 － 83）

孔子在《繫辭傳》提出的太極命題，形成了一個太極序列和卦象序列的宇宙本體論綱要，完善了中國傳統辯證象思維模式，奠定了中國傳統哲學本體論和認識論的基礎。

② **太極序列**

太極序列，即「易有太極，是生兩儀」。

A.陰陽魚太極圖

道家招牌是太極圖（見圖 2－84），太極圖來源於天地日月陰陽運動，「天地之大德曰生」，故道家重視養生。養生的大法《素問‧上古天真論》說是「提挈天地」「法於陰陽，和於術數」「象似日月，辨列星辰，逆從陰陽，分別四時」。

《周易》的宇宙演化過程，並由此概括出「天地之大德曰生」和「生生之謂易」的命題。這個「生」字，不僅僅指「生育」，更重要的是指「發展」，一代傳一代，是持續發展。

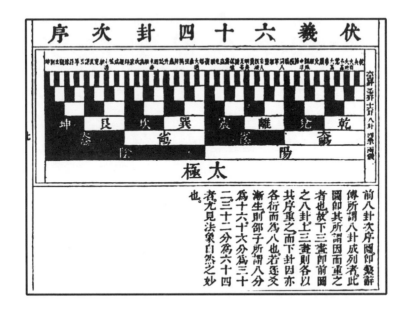

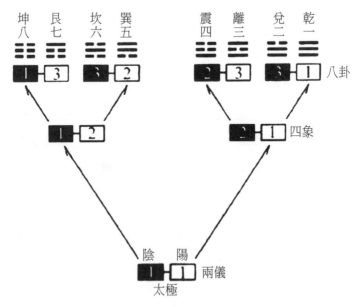

圖2－83　伏羲六十四卦次序圖

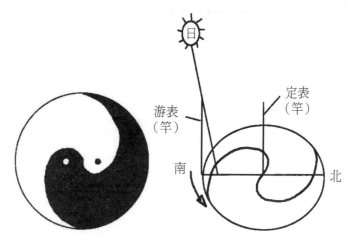

圖2－84　天地自然太極圖（古太極圖）

　　此太極圖（見圖2－85）是立杆測日影實踐所得，是天地日月之道的真實反映，故道家用之為招牌，以昭示「人法地，地法天，天法道，道法自然」。但其如何生化萬物則不詳，後人對其解釋而作另一太極圖。

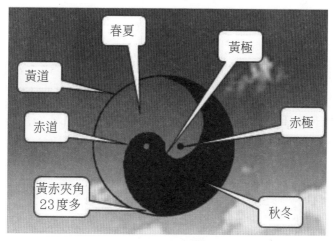

圖2－85　赤極繞黃極

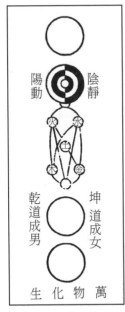

圖2-86　周敦頤太極圖

B.陰陽五行太極圖宇宙生成論

周敦頤太極圖（見圖2-86）是對立杆測日影所得陰陽魚太極圖的解釋，最上面的大圓圈是黃道，日月五星七曜全部運行於此黃道帶。《道德經》說：

道，可道，非常道。名，可名，非常名。

無，名天地之始。有，名萬物之母。

故常無，欲以觀其妙；常有，欲以觀其徼。

此兩者同，出而異名，同謂之玄。玄之又玄，眾妙之門。

無極為無，太極為有，無和有「兩者同，出而異名」，則無極和太極亦是「兩者同，出而異名」罷了。

陽動離卦為日，陰靜坎卦為月，日月運動一年則產生四季五行，對應五星。

乾道成男、坤道成女圈：乾道就是天道，天道為陽，以男人表示；坤道就是地道，地道為陰，以女人表示；故云「廣、大配天地，變通配四時，陰陽之義配日月」「一陰一陽之謂道」。

萬物化生圈：「夫乾……大生焉。夫坤……廣生焉」，此「天地之大德曰生」「生生之謂易」，故云「萬物化生」。「形氣相感，而化生萬物矣」。

八卦序列是一分為二，太極序列是合二為一。

由卦象排列次序圖（見圖2-83）可以看出，萬物可以分為兩大類，即陰陽兩大類，陽類的遺傳基因以陽為主導而有男（雄性）有女（雌性），陰類的遺傳基因以陰為主導也是有男有女，這在卦象次序圖中看得一清二楚。以陽為主導遺傳基因的女性，可能出生在陽干支年（如甲子、丙午、戊戌等），多帶有陽剛之氣。以陰為主導遺傳基因的男性，可能出生在陰乾支年（如乙丑、丁未、辛亥等），多帶有陰柔之氣。

這種「一分為二」的繁殖現象，我們稱之為「單性繁殖」。哪些動物是單性繁殖呢？

1.低等原生動物，比如草履蟲、變形蟲、眼蟲等；

2.一些多細胞雌雄同體動物，比如蝸牛、蚯蚓、水母、血吸蟲、烏賊等等；

3.人工控制下的單性繁殖，比如克隆、胚胎分割等等。

老子「三生萬物」的繁殖屬於雙性繁殖。

(3) 老子、孔子兩種宇宙生成論的異同

從上述可以分辨出《道德經》和《繫辭傳》兩種宇宙生成論的異同：

其同者四：

1.皆源於太陽運動之黃道；

2.都有陰陽之分，一陰一陽之謂道；即都有陰陽兩條生命鏈。

3.都有生化，生生不息，宇宙是不斷生新的，正如

《繫辭傳》所說「天地之大德曰生」及「日新之謂盛德，生生之謂易」。老子的「道」就是天地宇宙，「德」就是生。

4.都用數字表述宇宙生成。這說明數學是宇宙學的重要內容，是表述宇宙生化過程中的物理狀態。李志超教授說：「科學史的事實證明，數學自古就是宇宙學的重要思維工具或研究方法。」**❶**

其異者五：

1.老子以「道」開始，孔子以「易」開始；

2.二者表述不同；

3.老子敘述重點是萬物的建構問題，合成複製繁衍，立體發展，由少到多，空間越來越大。孔子敘述重點是傳代發展，分化複製繁衍，平面發展，由宏觀走向微觀，越分越細微，空間越來越大；

4.老子是三分法，立體形發展，雙性繁殖。孔子是二分法，平面形發展，單性繁殖。

5.鄭軍說老子是三進制，有1.3^n和2.3^n兩個系列，即有兩條生命鏈。孔子是二進位，只有2^n一個系列。**❷**

單言天，或單言地，他們的演化規律是孔子「太極生兩儀，兩儀生四象，四象生八卦」的平面形演化律，研究的是隨時間變化的宇宙。而天地合氣化生萬物的演化規律則是老子的「道生一，一生二，二生三，三生萬物」的立體形演化律，研究的是隨空間結構變化的宇宙。兩種宇宙

---

❶ 李志超，中國宇宙學史〔M〕，北京：科學出版社，2012.3頁。

❷ 鄭軍：《太極太玄體系》第6頁，中國社會科學出版社，1992年。

生成論是從分解時、空的研究以求瞭解那個唯一的總體。

宇宙開端的這兩種生成論是相輔相成的宇宙觀，如同波粒二象性，不存在誰對誰錯，誰優誰劣，二者不能或缺，才能成為一個完整的中國宇宙學。

（四）創建曆法

天人相應、天人合一是《內經》一書的立論基礎，《內經》的全部內容都是圍繞這一觀點進行闡述的。天人相應這個模式不僅是《內經》的模式，也是整個中醫學及未來醫學發展的模式，更是中國傳統文化的模式。在天人相應模式整體系統中，是以天為核心的。天之規律顯現於天象，反映於曆法，所以研究《內經》的理論基礎應是天文曆法，特別是日月五星運動的天象和六十甲子曆。其天綱圖就是人們所傳稱的《五氣經天圖》，我把它解讀為日月五星視運動天象圖。

因為《內經》生命科學基礎理論是建立在天文曆法自然科學基礎上的。《內經》這一整套研究中醫的科學方法在理論上自成體系，推理步驟清晰明確，即使用今天的學術標準來衡量，不但很經得起考驗，也符合今天對一般理論所要求具有的學術規範。

我們今天閱讀《內經》之後，可以很清楚地知道五運六氣的推算是怎麼來的。這種結果的獲得是可重複的，並不因人而異。無論誰都可以用五運六氣的推算方法，得出相同的結論。正是因為五運六氣在理論上的這種明確性，使得後人可以很容易地理解掌握和繼承它。

　　由此可知，《內經》的天人相應、天人合一是一種體系化了的對自然界的認識，目的是探索自然及其對生物的影響，它反映了歐洲近代科學的這一重要特點。因此我們說，《內經》醫學理論是科學的，中醫是科學的。

　　正因為《內經》的立論基礎是天人相應觀、天人合一觀，天人相應觀的核心是天文曆法，致使反映《內經》這一基礎理論的五運六氣學說成了人們絕少知道的難題。這是因為在中國古代，天文曆法是王權的象徵，天文曆法是通天之學，「掌握通天手段是獲取統治權的必要條件，而天學是各種通天手段中最直接、最重要者，所以企圖奪取統治權的人必須先設法掌握通天手段以便享有天命，之後方能確立其王權」。一般人是禁止學習天文曆法的，學習天文曆法的人會招來殺身之罪。由於統治者對天文曆法的禁錮，《素問》中的運氣七篇很可能被禁錮不傳，直到唐代才被王冰發現補入，致使以天文曆法為立論基礎的五運六氣學說成了絕學，知者絕少。

　　今天，開放的天文曆法自然科學知識，人人可以學之，應讓五運六氣學說重放光彩而為人民服務。五運六氣學源於天體運動規律，有著深遠的天文背景，明白天體運動規律，就能掌握五運六氣學的規律。

　　有人稱五運六氣學是天文醫學，我認為這只是其中的一個方面，因為五運六氣理論是災害學的基本理論，運氣推算與災害年有驚人的吻合率，運氣的異常變化與災害的產生機制暗合，運氣學說不只是醫學的理論，也對農業、畜牧業、工業、漁業、林業、運輸業、航空業等有重大的

影響，即是說對整個國民經濟有重大影響，應該說，五運六氣學說是一種天文經濟學，與國民經濟有重大的利害關係。

《革卦·象》說：「君子以治曆明時。」觀察天象，就是為了制定曆法。制定曆法是為了授民時，按時作息，是按年月日的數序編制而成的。

《周髀算經》說：「古者包犧，立周天曆度。」

《竹書紀年·太昊伏羲氏》說：「龍馬負圖出河，始作八卦——作甲曆。」

《古墳書·太古河圖代姓紀》說：「伏羲氏——命臣潛龍氏作甲曆。」

《玉海》說：「伏羲在位，始有甲曆五運。」

《易經》賁卦的象辭云：「觀乎天文以察時變，觀乎人文以化成天下。」天文是指天道自然，人文是指文明社會人倫。治國家者必須觀察天道自然的運行規律，觀天授時，以明人們作息之時序；又必須把握現實社會中的人倫秩序，使人們的行為合乎文明禮儀，並由此而推及天下，以成「大化」。

由上述可知，伏羲氏創建了「甲曆」，可能就是六十甲子曆。《左傳·昭公十七年》記載太皞氏——伏羲氏用龍曆，可能是六龍曆。說明中國曆法開始於伏羲氏時代，距今已有10000年的歷史。

1.《繫辭傳》記載筮法為曆法的推演

筮法是《周易》十分重要的內容，古人說筮有二義：

第一，古代計數用的工具，竹或蓍草；

第二，數也，主要指計算曆數之數。

所以，筮法就是用竹或蓍草做籌碼進行曆數計算的方法。筮法就是推曆知時。如《禮記‧曲禮》說：「卜筮者，先聖王之所以使民信時日。」即指推算曆法，使人按「時日」作事。古代遺留下的唯一筮法內容載於《繫辭傳》中，謂：

大衍之數五十，其用四十有九。分而為二以象兩，掛一以象三，揲之以四以象四時，歸奇於扐以象閏，五歲再閏，故再扐而後掛。

天一，地二，天三，地四，天五，地六，天七，地八，天九，地十。（班固《漢書‧律曆志》引文在此。）天數五，地數五，五位相得而各有合。天數二十有五，地數三十，凡天地之數五十有五，此所以成變化而行鬼神也。

乾之策二百一十有六，坤之策百四十有四，凡三百六十，當期之日。二篇之策萬有一千五百二十，當萬物之數也。是故，四營而成易，十有八變而成卦，八卦而小成。引而伸之，觸類而長之，天下之能事畢矣。

對於這段文字必須首先弄清如下幾個基本問題：(1)大衍數的來源；(2)為什麼只用四十九，捨一不用；(3)為什麼「分二」「掛一」；(4)為什麼揲用四象；(5)為什麼五

歲再閏；(6)什麼是「五位相得而各有合」。

　　古今對於「大衍之數」的解釋，據《易學大辭典》的引載就有二類十幾種之多，但均非本義，通為逞臆穿鑿，沒有科學依據，不足信。我們從「揲之以四，以象四時，歸奇於扐以象閏，五歲再閏」的內容可以看出，此筮法是與曆法有關的，符合筮法的含義。從「五歲再閏」的內容看，這裡講的置閏方法是太陰曆，不是太陽曆。太陽曆閏日，太陰曆閏月。置閏是為了調節太陽回歸年與月亮周年朔望月運動的關係，知當時用的是一種陰陽合曆，其天文背景是日月的周年運動規律。《尚書·堯典》：「以閏月定四時成歲。」說明在堯帝時代對朔望月已有高深研究。

　　十二個朔望月為354天，與回歸年365.25天差11.25天，五年差56.25天，故置「五歲再閏」法。這裡必須明白閏數包括「不用之一」和「掛一」兩部分「積餘」。筮法「分二，掛一，揲四，歸奇」為四營一變，一爻三變則掛「三」數，六爻則掛「十八」，所謂「十有八變而成卦」也，再加不用之「一」數，是為十九，合十九年閏法。「五歲再閏」，二十年八閏，今不足二十年，去一為七閏可也。

　　又太陽和月亮都是每年積餘1特徵點。太陽4年積餘成1日，120年才積餘30日為1月。120年兩個60甲子週期，一個完整的陰陽大週期。而朔望月4年就積餘1個月30日。其比率為：

120：4＝30：1

　　所以日月運動有一個30年的調諧周，是120年調諧周

的。一年12個月，所以1440年是一個大的調諧周。

眾所周知，一個朔望月有晦朔月、上弦月、望月、下弦月4個特徵點（古人還不知近點月，故不取），一回歸年有12.368個朔望月（365.25天÷29.53天），約共有49.47個特徵點，化為整數約為50，此50即是「大衍之數」。大，副詞，訓大約。言月亮在一回歸年運動中大約運行50個特徵點。其用49者，只取實數。一年用49月相特徵點而成四時，49「掛一」，是除去不足一個朔望月的那個特徵點。因為所用48恰是12個朔望月的特徵點（4×12＝48）。12個朔望月為354.36天，與一回歸年365.25天相差10.89天，5年相差54.45天，與2朔望月僅差4.61，故置「五歲再閏」法。由此可知「大衍之數」絕對不是「五十有五」之數。

此曆法「五歲再閏」中的「五歲」，正是朔望月的封閉五年週期，我稱之為五運週期或五行週期。

一年12個朔望月，6個大月，每月30天為180天，6個小月，每月29天為174天，全年12個月共354天。加上閏月30天，總共384天，與64卦384爻相符，可知卦象是來源於朔望月運動規律的。由此可知，筮數產生於朔望月運動規律。

由上述可知，「大衍之數五十」是朔望月在一回歸年中運行的月相特徵點數，是日月二體運動週期之調諧的基數，決不是「天地之數五十有五」。有人認為「大衍之數五十」有闕文，應是「大衍之數五十有五」，此說危害甚大，其實他們不明白筮法的含義和來源，不明白筮法與曆

法的關係。其說不是定論，不是不可更易，其說是錯論，不可更易的是「大衍之數五十」之說。

　　一個位相復原的朔望月是4年一週期，但一個原始點復原的朔望月是5年一週期，就是說一個封閉式朔望月是5年週期。古人非常重視五年週期。《國語‧越語下》：「天節不遠，五年復返。」韋昭注：「節。期也。五年再閏，天數一終，故復返也。」10年兩個封閉朔望月周，不就是十數河圖嗎？可知河圖的天文背景是日月封閉週期。

　　古人將封閉點數放置在中央，是突出其核心作用。強調五年周的重要。河圖的1、2、3、4、5、6、7、8、9、10之數，古人稱1、3、5、7、9單數陽數為天數，2、4、6、8、10偶數陰數為地數。這就是《繫辭傳》所謂的天地之數，「天數五，地數五，五位相得而各有合。天數二十有五，地數三十，凡天地之數五十有五。」由此可知，「大衍之數五十」來源於朔望月在一回歸年中的月相特徵點數，「天地之數」來源於朔望月的5年週期數，兩者絕對不是一回事。」

　　所謂「五位相得」，即指5年週期之位。而正反陰陽兩個5年周合其位，故曰「各有合」。

　　有了朔望月的4年週期和5年週期，及一回歸年中朔望月所行的「大衍之數」、60特徵點的60年週期，還有河圖洛書中的「天地之數五十有五」，就可以「成變化而行鬼神」了。其「成變化而行鬼神」的關鍵是60年週期，即60甲子周。

　　綜合上述可知《繫辭傳》所講筮法有四個層次：

第一層次講大衍之數，以朔望月的4年週期為基礎數。

第二層次講天地之數，以朔望月的5年週期為基礎數，五位相合成「三天兩地」，以河圖為模型。

第三個層次講筮的具體推算方法，即揲蓍求卦。蓍和卦是《易》的基本內容，蓍用數，卦用象，數為曆數，象為物象。蓍圓為天道循環規律，卦方為地道五方八方分物之象。

第四個層次講乾坤兩卦及全部64卦都與策數有關。乾坤兩卦合一年之日數，64卦合萬物之數。

64卦曆是用卦辭、爻辭對卦象、卦位、爻象、爻位加以說明的，說明在該時候（突出「時」的重要性）該做什麼或不該做什麼，做什麼吉利，做什麼不吉利，應該如何去做。

卦是古代的曆法，卦爻辭就是曆注，可舉例說明如下。

訟卦初六：不永所事，小有言，終吉。

比卦上六：比之無首，凶。

初六、上六是爻位及陰陽屬性，是筮數，是爻象，不永所事、比之無首是敘事詞，終吉、凶是判斷詞。吉者宜行，凶者禁行。

而2008年7月的曆注是這樣的：

8日：宜祭祀、嫁娶、修造、出行，忌會友、針刺、取魚。

25日：宜開市、交易，忌祭祀、祈福、求嗣、解除。

宜、忌是判斷詞，其餘是敘事詞，宜就是吉，忌就是凶。

由此不難看出，卦爻辭與曆注是一致的。

2. 發明山頭曆

住在大海邊的古人看到日出大海和日入大海，就世代傳下了「龍馬圖」和「龜書」。住在高原的古人看到日出東山和日入西山，於是世代傳下了「山頭曆」和周易六十四卦。

《山海經》記述了華夏原始人類用山頭定位觀測太陽東升西落、南北往來的周年運動規律。《大荒東經》說：

東海之外，大荒之中，有山名大言，日月所出。

大荒之中，有山名曰合虛，日月所出。

大荒之中，有山名曰明星，日月所出。

大荒之中，有山名曰鞠陵於天，日月所出。

大荒之中，有山名猗天蘇門，日月所出。

東荒之中，有山名曰壑明俊疾，日月所出。❶

以上是六座日月所出之山，均在東方。還有六座日月所入之山而在西方。《大荒西經》說：

大荒之中，有山名曰豐沮玉門，日月所入。

大荒之中，有龍山，日月所入。

大荒之中，有山名曰月山，天樞也。吳姖天門，日月所入。

---

❶ 袁河：《山海經校注》第340頁，上海古籍出版社，1991年。

　　大荒之中，有山名曰鏖鏊鉅，日月所入者。

　　大荒之中，有山名曰常陽之山，日月所入。

　　大荒之中，有山名曰大荒之山，日月所入。❶

　　如果我們將《大荒東經》六座日出之山擺在東面，自東北至於東南；將《大荒西經》六座日入之山擺在西面，自西北至於西南。從冬至日算起，太陽出入於最南的一對山，依次往北數，太陽一月行一座山，六個月後太陽將出入於最北面的一對山，即夏至日太陽所出入的一對山。夏至後太陽又由最北一對山出入，依次往南數，到冬至日又到達最南的一對山。這樣，六對太陽出入的山，實際上反映了一年內十二個月太陽出入於不同的方位，古人並據此判斷出月份來。

　　原始先民，最初的曆象觀測，還沒有二至二分的明確觀念，他們只是看到一年之中，太陽先從東邊山嶺的南端升起，天氣漸漸地從寒冷轉到溫熱，白天一天天地變長，太陽升起的位置，一天天地移向北方；當太陽從東邊山嶺的最北端升起時，天氣便從熱轉到寒冷，白天一天天地變短，太陽升起的位置又一天天地移向南方。這樣年復一年地週而復始，古人便習慣於從觀察太陽出入山的位置來判斷日月寒暑的推移，安排一年中的勞作，久而久之，就自然地形成了二分二至觀念，使曆法由粗疏發展到準確。

　　我們現在將《山海經》描述太陽出入六對山的周年視運動繪圖說明如下（見圖2-87）：

---

❶ 《山海經校注》第396頁。

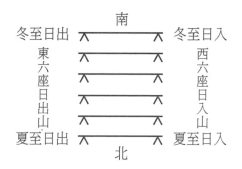

圖2－87　山頭曆示意圖

彝族也有山頭曆，彝族的「曆」字就寫作：

⊙

△△

上邊是個太陽：⊙；下邊是兩個山頭：△△。

由上面山頭曆示意圖（見圖2－87）可一目了然看出，爻象便起源於此。以太陽的東升西入軌跡線——為陽爻，以山形＜為陰爻。這一結論可得到考古文物的證實。江陵王家台出土的秦簡《歸藏》❶及兩座西漢時的古墓——阜陽雙古堆竹簡《易》和長沙馬王堆帛書《易》就保存了這種原始成系統的卦爻畫，陽爻作「—」，陰爻作「∧」形。如臨卦，阜陽竹簡作，馬王堆帛書作䷒❷。

---

❶　荊州地區博物館：《江陵王家台15號秦墓》，《文物》第37－43頁，1995年第一期。王明軟：《王家台秦墓竹簡概述》，北京大學新出簡帛國際學術研討會論文，2000年。

❷　黃壽祺等：《周易研究論文集》（第一輯）第606頁，北京師範大學出版社，1988年。

「∧」像一座山,「∧」（或作 ⅃Ⅼ）分開則像東西兩座山,後成平畫——,並沒有失去東西兩座山之意,似與東西地平線有關。太陽一年出入六對山頭,故用六爻表示作☰,《彖傳》作者深知其源,故曰「大明終始,六位時成,時乘六龍以御天」。❶

　　大明,即太陽。六對山將太陽周年視運動劃分為六個連續的時空單位,故曰「六位時成」。太陽行在天空,故曰乾為天。《初學記》卷一引《淮南子·天文訓》「爰止羲和,爰息六螭」。許注:「日乘車,駕以六龍,羲和御之。」六對山附於地,故曰坤為地。《彖傳》曰「至哉坤元,萬物資生,乃順承天」。《文言傳》曰「坤道其順乎,承天而時行」。太陽是天的實質,乾天為陽,坤地為陰,故名「一」為陽爻,「∧」為陰爻。因為地上的六對山是用來為太陽運動定時位的,故曰「承天而時行」。可知卦象也起源於此。朱駿聲《說文通訓定聲》:「(坤)字亦作巛,即卦畫豎作。」《龍龕手鑑·巛部》:「巛,古文,音坤。」也證明巛、仌為坤卦之象。更早的則見於甲骨文的「上甲田仌」和「父戊仌」,或作仌仌。

　　山東莒縣凌陽河小山崗考古遺址屬於大汶口文化,其出土文物上有 🏔 圖,直觀地描繪了太陽運行於山頭的情況,秦廣忱先生認為這是「五峰紀曆」圖❷,屬於「五橫四間」圖(見圖2-88),即四季八節劃分圖。

---

❶ 阮元:《十三經注疏·周易》,中華書局,1991年。

❷ 秦廣忱:《八卦起源新說》,載《大道之源》,湖南大學出版社,1993年。

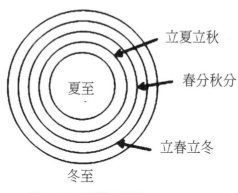

圖2-88 五橫四間圖

爻象起源於《山海經》山頭曆的現象，在《繫辭傳》有較多論述。如曰：

天地之道，貞觀者也。日月之道，貞明者也。天下之動，貞夫一者也。夫乾確然，示人易矣。夫坤隤然，示人簡矣。爻也者，效此者也。象也者，像此者也。

道有變動，故曰爻。

爻也者，效天下之動者也。

爻者，言乎變者也。

變通者，趣時者也。

《易》之為書也不可遠，為道也屢遷。變動不居，周流六虛。上下無常，剛柔相易。不可為典要，唯變所適。

所謂「天地之道」，就是乾坤之道。「日月之道」，專指乾道。確，訓堅定、準確。所謂「乾確然，示人易」，是說太陽準確無誤地運行，示人以變化。隤，形容山勢中間高隆。簡訓竿。《說文通訓定聲》：「竿，假借為簡。」竿就是測日影的立竿。說明山不僅可觀日出，

還可用以測日影，記曆數。爻象就是效此太陽和山之象的。故曰「道有變動，故曰爻」，「爻者言乎變者也」，「變通者，趣時者也」。

《周易略例‧明卦適變通爻》說：「爻者，適時之變者也。」雖變不出六對山之時位，週而復始，故曰「《易》之為書也不可遠，為道也屢遷。變動不居，周流六虛」。《說文》：「虛，大丘也。崑崙丘渭之崑崙虛。丘謂之虛。」又說：「丘，土之高也。非人所為也。」王筠《句讀》說：「丘，本大丘之通名也。」《周易‧升》「升虛邑」陸德明《釋文》引馬云：「虛，丘也。」《史記‧呂太后本紀》「封齊悼惠王子章為朱虛侯」。張守節《正義》說：「虛，猶丘也。」《說文‧丘部》段玉裁注：「丘、虛語之轉。」大丘，即山、土山。《周易‧頤》「拂經於丘」，李鼎祚《集解》引王肅曰：「丘，小山。」《史記‧司馬相如列傳》「以登介丘」，裴駰（yīn列）《集解》引《漢書音義》《漢書‧司馬相如傳》顏師古注引服虔皆曰：「丘，山也。」甲骨文丘作 ⩗、⩗⩗，像一對山形。六虛，就是六對山。又陰陽都從阜，阜為山。山向陽為陽，山背陽為陰。陽為太陽，陰為日影。說明陰陽與山與太陽有關，那麼陰爻、陽爻也應與山和太陽有關。

又《管子‧輕重戊篇》說：「伏羲作、造六峜，以迎陰陽，作九九之數，以合天道，而天下化之。」關於「峜」字，一說讀計，義為計數法；一說讀法。關於「六峜」的意義，一說認為六峜是六氣，如何如璋說：「六峜

者，六氣，即陰陽風雨晦明也，故云以迎陰陽。」一說認為六峜就是八卦。郭沫若先生則認為「六」為「大」字之誤，「峜」為「坴」字之誤，「六峜」就是「大坴」。竊以為上說都不當。「峜」字由山、止、八組成，據《說卦傳》艮為山為止，知山、止為二山也，而八則為山形，所以「六峜」應解為六對山。《說文》：「坴，土塊坴坴也。」《廣韻‧屋韻》：「坴，大塊。」知大坴為大土塊，即大丘意。如此說，伏羲時代已有人造山頭曆了。從而法天道，察陰陽，以治理天下。

3. 創建乾卦六季龍曆

在《周易》乾卦中詳細記載了遠古時代的六季龍曆，謂：

乾：元亨，利貞。

初九：潛龍，勿用。

九二：見龍在田，利見大人。

九三：君子終日乾乾，夕惕若，厲，無咎。

九四：或躍在淵，無咎。

九五：飛龍在天，利見大人。

上九：亢龍，有悔。

用九：見群龍無首，吉。

乾卦六爻將一個太陽回歸年均分成六個時間段，如乾《象傳》說：「大明終始，六位時成，時乘六龍以御天。」大明，即太陽。「大明終始」，指太陽在天空的周年運動。有人稱此「六位」為六龍季。漢唐的易學家論述

乾卦六爻位與六季的配應關係，見於唐代李鼎祚所撰《周易集解》的集注中，現引錄於下，可見其大致情況。

潛龍勿用，陽氣潛藏：「何妥曰：此第三章以天道明之，當十一月（夏曆），陽氣雖動，猶在地中，故曰潛龍也。」

見龍在田，天下文明：「按陽氣上達於地，故曰見龍在田；百草萌芽、孕甲，故曰文明。」孔穎達曰：「先儒以為九二當太簇之月，陽氣見地，則九三為建辰之月，九四為建午之月，九五為建申之月，上九為建戌之月……」（按：太簇為建寅之月）

終日乾乾，與時偕行：「何妥曰：此當三月，陽氣浸長、萬物將盛，與天之運俱行不息也。」

或躍在淵，乾道乃革：「何妥曰：此當五月，微陰初起，陽將改變，故云乃革也。」

飛龍在天，乃位乎天德：「何妥曰：此當七月，萬物盛長，天功大成，故云天德也。」

亢龍有悔，與時偕極：「何妥曰：此當九月，陽氣大衰，向將極盡，故云偕極也。」❶

這裡所記月份均用所謂的夏曆。從《周易集解》的注文來看，它認為每一個季節在時間上，均佔有兩個月，是均衡的。其月份的分配為：

潛龍勿用：為十一和十二月。

見龍在田：為一月和二月。

---

❶ 李鼎祚：《周易集解》1卷第8頁，北京市中國書店，1987年。

終日乾乾：為三月和四月。

或躍在淵：為五月和六月。

飛龍在天：為七月和八月。

亢龍有悔：為九月和十月。

這裡雖然用的是夏曆十二月，但依二十四節氣來說，這種劃分法是基本正確的，遺憾的是沒有明確指出：「潛龍勿用」時間段落開始的節氣。今人秦廣忱先生在前人研究成果基礎上，稱此為乾卦的「六龍季」，反映的是「六龍季」太陽曆，並明確指出，應以冬至為「六龍季」的歲首。❶ 京房解乾卦時曾說：「建子起潛龍。」這是個極其重要的問題，它明確了「六龍季」與二十四節氣的配應關係是：

表2-6　六龍曆二十四節氣

潛龍勿用	見龍在田	終日乾乾	或躍在淵	飛龍在天	亢龍有悔
冬小大立至寒寒春	雨驚春清水蟄分明	穀立小芒雨夏滿種	夏小大立至暑暑秋	處白秋寒暑露分露	霜立小大降冬雪雪

這一配應關係很重要，它是下面闡述十二月太陽曆的基礎。

乾卦的六季，在中醫學典籍中則用少陽、陽明、太陽、太陰、少陰、厥陰三陰三陽紀之。至於其對應關係，限於篇幅，就不在這裡談了。

天上最大的最顯著的天象是日月，所以古人最先瞭解

❶ 秦廣忱：《乾卦的「六龍季」太陽曆》，載《周易研究》1991年第3期。

的天象也是日月，所以古人最早建立起來的曆法應該是太陽曆。最早的太陽曆應該是《山海經》記載的山頭曆，以及卦曆。其次是恒星曆（如火曆、參曆），陰陽合曆應在此後。

古人發明了乾卦六龍曆，為其後創建十二月太陽曆打下了基礎。

《周易》卦爻辭曾多處講到日月運動，如小畜、歸妹、中孚三卦都提到「月幾望」，帛書作「日月既望」，豐卦、離卦提到「日」，還曾多次提到「年」的概念，而年、月、日是制定曆法的三大要素。革卦講「巳日乃革」，《象傳》解釋為「君子以治曆明時」。

乾卦六季龍曆的發明者，是伏羲太昊氏，《左傳》說「太昊氏以龍紀」。

4.《內經》曆法

《內經》認為「人與天地相參，與日月相應也」「天地之大紀，人神之通應」「生氣通天」「陰陽系日月」。所以強調研究中醫學要上知天文，下知地理，中知人事。並特別指出日月五星顯出的天象，是大地上萬物生長化收藏及產生災害的根本。如《周易·賁·彖》說「觀乎天文以察時變」。

「時變」是產生萬物化生和災害的直接原因，但產生「時變」的根源是天體運動。所以近年來人們稱中醫學為天文醫學。而五運六氣理論是天文中醫學的核心，天文曆法知識貫其中。因此，要想學精學深學好運氣理論，只有

首先精通《內經》中的天文曆法才能達到事半功倍的目的。

在學習研究《內經》曆法之前，必須先瞭解一下古六曆的知識才能知道《內經》用的是哪部曆法。《漢書‧律曆志》記載古曆有「黃帝、顓頊、夏、殷、周及魯曆」六種。我在《中國古代曆法解謎——周易真原》書中研究得出夏商周三代曆法的「三正」是周正建子，取太陽在南回歸線冬至節，天氣最冷之時。商正建丑，取時於天地之氣相差「三十度而有奇」的大寒節。夏正建寅，取時於冬至後45日的立春節，三代「三正」的確立都是有其天文背景的，即以太陽在南回歸線冬至點為基準。

這樣看來，所謂現行的以立春為年首的夏曆是名不正言不順的。所以我當時稱之為傳世夏曆。現在看來還是稱之為傳世農曆為妥。那麼這種傳世農曆是哪部分曆法呢？我認為應該是顓頊曆。

史書記載顓頊曆為秦始皇所採用而頒發於全中國，到漢代初的百年間還繼續行用顓頊曆，直到漢太初元年才改用太初曆。

陳美東《古曆新探》中研究指出，顓頊曆的曆元在甲寅年正月甲寅朔旦立春，即以立春為年首，合朔時刻在朔旦。並有馬王堆出土的帛書天文資料為證。陳美東說：「顓頊曆每經一元，非但日月回到原來的起始狀態，年月日的干支都回到甲寅，而且五星也都回到晨出的位置。即曆元時，符合日月合璧，五星聯珠的條件，每個元首都是上元。至此為止，我們可以有把握地說，關於顓頊曆的曆元問題，古人所言在甲寅年正月甲寅朔旦立春，七曜聚於

營室附件，是大致符合事實的。」

那麼，以立春為年首的顓頊曆，其天文背景是什麼呢？《素問‧脈要精微論》說：「冬至四十五日，陽氣微上，陰氣微下；夏至四十五日，陰氣微上，陽氣微下。」冬至後四十五日是立春，夏至後四十五日是立秋。故王冰注《六節藏象論》「求其至也，皆歸始春」一句云：「始春，謂立春之日也。」從朔望月的計算上說，《黃帝內經》曆法與顓頊曆是相同的。說明顓頊曆正月年首的確立，也是以太陽在南回歸線冬至點為基準的，並以氣候為依據。

由上述可以看出中國古代曆法的發展。顓頊曆年首始於立春，以氣候為主旨。夏曆年首以物候為主旨。商曆年首始於大寒，是以地氣陰極一陽生為主旨。周曆年首以冬至為始，是以天氣陰極一陽生為主旨。氣候物候為末，天道為本，由末及本，由感性認識，上升到理性認識，是事物發展的必然規律。這四種曆法，皆以太陽在南回歸線冬至點作為基準，具有天文學上的真實意義，是科學的曆法。

《內經》曆法制定的依據是古代天文學的觀測結果和氣象規律，其制定的方法是：

其一，黃道二十八宿系統，在昏旦觀測日出和日沒的星宿，夜裡觀測南方中天的星宿，白天則立竿測日影。如《素問‧六節藏象論》說：「天度者，所以制日月之行……立端於始，表正於中，推餘於終，而天度畢矣。」《素問‧八正神明論》說：「因天之序，盛衰之時，移光

定位，正立而待之……星辰者，所以制日月之行也。」見
《素問·五運行大論》的日月五星運行圖。

其二，九宮系統，夜裡觀北斗星斗柄所指方位，白天
觀測風向。見載於《靈樞·九宮八風》。

《內經》曆法的基本內容是：

第一，日，指地球自轉一周的時間。詳見前文太陽周
日視運動。

第二，月，指朔望月運動週期。朔望月分大小月，
一年有十二個朔望月，積氣餘而盈閏。如《靈樞·衛氣
行》說：「歲有十二月。」《素問·六節藏象論》說：「大
小月三百六十五日而成歲，積氣餘而盈閏矣。」參前文朔
望月運動。另一分法是據初昏時北斗星斗柄所指的二十
八宿方位，將一回歸年365.25日劃分為十二月，月初為節
氣，月中為中氣，共二十四氣，形成斗建曆月法。見載於
《靈樞·衛氣行》中。

第三，季，有四季、五季、六季之分。

A.四季的劃分法是以立春、立夏、立秋、立冬作為
四季的開始，每季三個月，合90天。性質屬四時週期。

B.《內經》五季的劃分法是從曆元年的立春和正月初
一開始將一年劃分成五季，每季72天。如《素問·陰陽
類論》說：「春，甲乙青，中主肝，治七十二日。」性質
屬五運週期。

而另外一些古籍記載的五季是從冬至開始將一年劃
分為五季。如《管子·五行》說：「日至，睹甲子，木行
御……七十二日而畢。睹丙子，火行御……七十二日而

畢。睹戊子，土行御⋯⋯七十二日而畢。睹庚子，金行御⋯⋯七十二日而畢。睹壬子，水行御⋯⋯七十二日而畢。」❶《春秋繁露·治水五行篇》說：「日冬至，七十二日木用事⋯⋯七十二日火用事⋯⋯七十二日土用事⋯⋯七十二日金用事⋯⋯七十二日水用事⋯⋯」❷ 這是以天氣定五季，《內經》是以人氣定五季的，相差四十五天。

C.《內經》六氣六季劃分法是從曆元年的立春和正月初一開始將一回歸年劃分成六季，每季60.875天。每季又分為初氣、中氣，成為十二氣月（詳見《素問－六微旨大論》）。原於《山海經》山頭曆，我稱其為六氣週期。

第四，《內經》有歲和年之分。歲，用回歸年，即地球繞太陽公轉一周，長度為365.25日。《內經》以太陽兩次連續過冬至點的時間間隔為一歲。如《靈樞·九宮八風》太乙日遊就是始於冬至。如《素問·六節藏象論》說：「大小月三百六十五日成歲，積氣餘而盈閏矣。」《素問·六微旨大論》說：「日行一周（指一回歸年），天氣始於一刻；日行再周，天氣始於二十六刻；日行三周，天氣始於五十一刻；日行四周，天氣始於七十六刻；日行五周，天氣復始一刻。」「二十四步積盈百刻而成日。」回歸年的閏日每過25刻為一象，四年成四象，四象有1刻、26刻、51刻、76刻四個特徵點。也就是太陽周日視運動的平旦、日中、黃昏、夜半四特徵點。一回歸年分為六季，一季是一氣，長度為60.875日。《素問·六微旨大論》說

---

❶ 房玄齡注：《管子》第138頁，上海古籍出版社，1991年。
❷ 董仲舒：《春秋繁露》第78頁，上海古籍出版社，1990年。

六氣有早晏。

一回歸年分為八節法，如《靈樞・九宮八風》說，葉蟄節46日，天留節46日，倉門節46日，陰洛節45日，上天節46日，玄委節46日，倉果節46日，新洛節45日。八節的長度為366日，實際上是閏年長度。八節劃分法，是以冬至、立春、春分、立夏、夏至、立秋、秋分、立冬作為八節的開始。歲首在冬至。

年，一般指從正月朔（初一）到下一年正月朔稱一年，長度是354日，閏年長384日。但《內經》運氣以360日為一年，用六十甲子曆法。如《素問・六節藏象論》說：「天有十日，日六竟而周甲，甲六復而終歲，三百六十日法也。」《素問・陰陽離合論》說：「天為陽，地為陰。日為陽，月為陰。大小月三百六十日成一歲，人亦應之。」我認為，這應是朔望月繞太陽一周的時間，可稱之為公度年。從日月五星視運動天象圖得知，《內經》是以太陽兩次連續過春分點的時間間隔為一年。春分點對應立春節。所以王冰注《素問・六節藏象論》「求其至也，皆歸始春」說：「始春，謂立春日也。」❶ 一年分為四時，一時分六個節氣，一節氣分三候，一候約五日。如《素問・六節藏象論》說：「五日謂之候，三候謂之氣，六氣謂之時，四時謂之歲。」

第五，視太陽運行一度，視月亮運行十三度有奇。如《素問・六節藏象論》說：「行有分紀，周有道理，日行

---

❶ 王冰：《黃帝內經素問》第64頁，人民衛生出版社，1979年。

一度，月行十三度而有奇焉。」

　　第六，以干支紀年❶ 紀日及以數字配十二支紀月。❷

　　(1) **太陽曆**

　　《內經》的歲用太陽回歸年，長度為365.25日，如《靈樞·九宮八風》記載一周天為366日（《尚書·堯典》即載「期三百有六旬有六日」），《素問·六節藏象論》說：「三百六十五日而成歲。」

　　①一法將一回歸年分為六氣六季，每氣「六十度而有奇」，為60.875日。每氣又分為初氣、中氣，成為十二氣月，每月「三十度而有奇」，為30.4375日。如《素問·六節藏象論》說：「天以六六之節，以成一歲。」

　　②一法將一回歸年分為八節，以冬至、立春、春分、立夏、夏至、立秋、秋分、立冬為紀。《靈樞·九宮八風》所載回歸年長度為366日。這一曆法是太陽視運動年曆與北斗視運動年曆相結合的曆法，包括斗綱建月及太陽運行，並和八卦方位及洛書數相結合，有其獨特之處。

　　(2) **太陰曆**

　　《內經》的月用朔望月，並有大小之分，雖沒有一個朔望月為29.53日的精確記載，但可以從《素問·繆刺論》記載十五日為半月的望月推知，大月為30日，小月為29日，一年十二個月為354.368日。這一陰曆年長度，

---

❶ 見《素問·天元紀大論》、《素問·五運行大論》、《素問·六微旨大論》、《素問·六元正紀大論》。

❷ 見《素問·藏氣法時論》、《素問·平人氣象論》、《素問·風論》、《素問·刺熱論》、《靈樞·陰陽系日月》、《靈樞·九針論》、《靈樞·順氣一日分為四時》。

《內經》沒有明確記載，但從《內經》月有大小之分的記載，曆月顯然是以朔望月為準的。

(3) 陰陽合曆

陰陽合曆是一種把太陽曆和太陰曆相結合的曆法，《內經》中有兩種。

第一種是採用太陽回歸年與朔望月相結合的曆法。曆月以朔望月為準，歷年以太陽回歸年為據，陰曆大小月12個長354日，陽曆回歸年長365.25日，為使陰曆與陽曆相一致，則用置閏的方法，閏年有13個月長384日。這一「大小月成歲，積氣餘置閏」的曆法，與氣候的實際變化往往有一定誤差，最大前後約達一個朔望月的時間。

《內經》曆法有置閏法。《內經》所謂的「正天之度、氣之數」就是要不斷進行校正天度，從而保證氣數的準確。其方法是「積氣餘而盈閏」及「立端於始，表正於中，推餘於終，而天度畢矣」。所謂「立端於始，表正於中」，是為了「正天之度」而校正節氣。所謂「積氣餘而盈閏」，是為了協調朔望月與回歸年的會合週期。《素問‧至真要大論》說：

岐伯曰：夫氣之生，與其化，衰盛異也。寒暑溫涼盛衰之用，其在四維，故陽之動，始於溫，盛於暑；陰之動，始於清，盛於寒，春夏秋冬，各差其分。故大要曰：彼春之暖，為夏之暑，彼秋之忿，為冬之怒。謹按四維，斥候皆歸，其終可見，其始可知，此之謂也。帝曰：差有數乎？岐伯曰：又凡三十度也。

春溫、夏暑、秋涼、冬寒的四季分界線在四維，四維

者，四立，即立春、立夏、立秋、立冬四節氣。寒暑溫涼為什麼候在「四維」？因為「四維」是黃道上的冬至點、春分點、夏至點、秋分點。一年12個月分成春、夏、秋、冬四季，每季三個月。那麼，春、夏、秋、冬為什麼有時會差「三十度」呢？筆者認為，這是積餘氣而閏造成的。凡有閏月的一季，則多出一個閏月「三十度」。故其時則「動不當，或後時而至」。

60年有22個閏月。有人計算了以冬至點為參考系的日、月、地三體運動最小相似週期為742.1個朔望月，即60年約零3天，認為這就是甲子年準週期產生的機制。

在曆元年，年首始於立春節，由於餘氣漸積之故，以後年首就逐漸離開了立春日，或在立春日之前，或在立春日之後，最長約可相差半月之久，前後就相差一個月「三十度」了。所以，有的年份有兩個立春日，有的年份沒有立春日，這也是天之常。每過19年，則年首就又合於立春日了。

《內經》直接採用著意介紹的第二種陰陽合曆是五運六氣甲子六十年曆法，見載於運氣七篇之中，全部曆法是用天干地支系統推算出來的。這一曆法全年為360日。對這部曆法的天文背景及其週期機制的研究成果，下面將另闢一章做詳細介紹。

(4) 五運六氣曆——60甲子曆

五運六氣曆（簡稱「運氣曆」），就是干支60甲子曆，是一種用天干地支組合紀曆的方法，所以要先瞭解天干地支。

　　關於天干地支的含義，古人多有解釋，現將《史記》《漢書》《說文解字》對地支含義的解釋列表於下：

表2－7　天　干

天干	《史記·律書》	《漢書·律曆志》	《說文解字》
甲	言萬物剖符，甲而也	出甲於甲	東方之孟陽氣萌動
乙	言萬物生軋軋	奮軋於乙	象春草木冤曲而出，陰氣尚強，其出乙乙也
丙	言陽著明	明炳於丙	位南方，萬物成，炳然，陰氣初起，陽氣將虧
丁	言萬物之丁壯	大盛於丁	夏時萬物皆丁實
戊		豐茂於戊	中也。象六甲五龍相拘絞也
己		理紀於己	中宮也
庚	言陰氣庚萬物	斂更於庚	位西方，象秋時萬物庚庚有實也
辛	萬物之辛生	悉新於辛	秋時萬物成而熟
壬	任也，言陽氣任養萬物於下也	懷任於壬	位北方也，陰極陽生，象人懷妊之形
癸	揆也，言萬物可揆度	陳揆於癸	冬時。水土平。可揆度也，象水從四方流入地中之形

表2-8　地　支

地支	《史記·律書》	《漢書·律曆志》	《說文解字》
子	滋也，言萬物滋於下	孳萌於子	十一月陽氣動，萬物滋，人以為稱
丑	紐也，言陽氣在上未降，萬物厄紐未敢出	紐牙於丑	紐也，十二月萬物動用物，象手之形
寅	言萬物始生，螾（蚓）然也	引達於寅	髕也，正月陽氣動，去黃泉欲上出，陰尚強也
卯	茂也，言萬物茂也	冒茆於卯	冒也，二月萬物冒地而出，象開門之形
辰	言萬物之蜄也	振美於辰	震也，三月陽氣動，雷電振，民農時也，物皆生
巳	言陽氣之巳盡	巳盛於巳	巳也，四月陽氣巳出，陰氣已藏。萬物見，成文章
午	陰陽交。故曰午	鄂布於午	悟也，五月陰氣悟逆陽，冒地而出也
未	言萬物皆成。有滋味也	味暖於未	味也，六月滋味也，象木重枝葉也
申	言陰用事申賊萬物	申堅於申	神也，七月陰氣成體，自申束
酉	萬物之老也	留執於酉	就也，八月黍成可為酎酒
戌	言萬物盡滅	畢入於戌	滅也，九月陽氣微，萬物畢成。陽下入地也
亥	該也，言陽氣藏於下也	該閡於亥	荄也，十月微陽起接盛陰

甲，甲骨文作 **十 十** ，表示太陽周日東西升降及周年南北往來運動。故云「東方之孟陽氣萌動」。

昴，《說文》：「白虎宿星。從日夘聲。」夘，古文酉字。白虎為西方星宿。所以天干與地支都可以表示方位。

從文獻記載可以看出，十二地支與十二月配應，十天干與四季五方配應，而且無論是天干還是地支的序數順序都與一年萬物的生、長、壯大、衰老過程相配應，這說明了什麼呢？說明了十二地支和十天干與日月的週期運動有密切關係，干支是一種記錄日月運動規律的曆法。干支反映出日月運行的多種週期規律，將闡述於後。

干支紀年始於何時歷來有不同的說法。

《竹書紀年·太昊伏羲氏》說：伏羲氏「始作八卦……作甲曆」。《竹書紀年》是戰國中葉魏國人編的史書。

《古墳書·太古河圖代姓紀》說：「伏羲氏……命臣潛龍氏作甲曆。」

《路史·後紀一》羅蘋注引《曆書序》說：「伏羲推策作甲子。」

《世本·作篇》說：「大撓作甲子。」據宋衷注，大撓是黃帝的史官，所以《作篇》認為干支紀年始於黃帝時代。《史記·索隱》記載：「《世本》及《律曆志》：黃帝使羲和占日，常儀占月，臾區占星氣，伶倫造律呂，大撓作甲子，隸首作算數；容成綜此六術，而著《調曆》。」又稱：「唯黃帝及殷、周、魯並建子為正。」而《後漢書》記載：「黃帝造曆，元起辛卯。」元代釋念常《佛祖

歷代通載》記載：「太史公史記稱，黃帝三十八年，命風後定甲子。」而宋代劉恕《資治通鑑外紀》稱「黃帝元年丁亥」。這說明黃帝即位於丁亥年，37年後（甲子年）定甲子、作《調曆》，也就是黃帝作《調曆》時為甲子年。這一年是西元前4377年。❶

　　有人說《黃帝內經素問》不是黃帝作品，是秦漢時期作品。而秦漢間用顓頊曆，據《晉書・曆律志》記載，魏文帝黃初年間（即西元220─226年）的董巴說：「顓頊以今之孟春正月為元，其時正月朔旦立春，五星會於天廟，營室也。」這說明，顓頊的曆法起始日（即該年的正月初一）滿足以下四個條件：①朔日；②立春；③五星會聚；④五星會聚於天廟，即營室。趙永恆說是「西元前2807年2月26日」。❷

　　邢玉瑞在《運氣學說的研究與評述》中說干支紀年不科學，依此來反對運氣學說的科學性，太偏激了，《運氣學說的研究與評述》書中矛盾百出。

　　如邢氏說鄭軍用日、月、地三體運行的高層次週期證明干支週期的科學性，「只能說是後人對干支作為標記時間的符號的一種解釋，而並非原有的發現」，可接著他自己就用後人現代考察氣候的條件來否定運氣理論中的氣候存在，豈不是自相矛盾？❸ 又如錯誤地認為干支紀年發源

---

❶ 趙永恆、王先勝：《黃帝年代之曆法鉤沉》，發表於《科學》：上海，2005年57卷05期，15-18頁。

❷ 《利用天文學方法確定顓頊的歷史年代》，載於《科學》，上海，2004年56卷06期，14-16頁。

❸ 邢玉瑞：《運氣學說的研究與評述》第337頁，人民衛生出版社，2010年。

於歲星紀年，因為歲星紀年的偏差，從而否定干支紀年的天文學依據等等，❶ 用自己的錯誤去證明別人的錯誤，得出的結論一定是錯誤的。

根據駱賓基在《金文新考》（上冊）中的考證，中國在帝嚳時期就已經開始有了甲子紀年曆法，並在《庚申角》銘文中發現帝嚳二十年以「庚申」紀年的金文記載。❷ 帝嚳在帝堯之前。大家知道，五運六氣的大綱是下面的「日月星辰視運動圖」，即所謂的五氣經天圖。

這個圖中的二十八宿排列次序中的四仲中星與《尚書‧堯典》的四仲中星一樣，據趙永恆等的推算，其年代在西元前2314至前2176年之間。❸ 其實《靈樞‧衛氣行》提到的「房昴為緯，虛張為經」位置與《尚書‧堯典》的四仲中星一樣，年代也應一樣。晉皇甫謐《帝王世紀》記載帝堯是「甲辰即帝位」。這說明《黃帝內經》成書的年代至少可上溯到堯帝時代，可知五運六氣60甲子曆是一種非常古老的曆法。

有人說，伏羲、黃帝、顓頊不可信。那麼《隋書‧律志曆》引《竹書紀年》：「堯元年景子。」《竹書紀年》書中原文是「堯元年丙子」，因為唐高祖的父親名昞，凡昞音的字皆改為景，以此避諱。這是戰國時已有干支紀年

---

❶ 邢玉瑞：《運氣學說的研究與評述》第334頁，人民衛生出版社，2010年。

❷ 駱賓基：《金文新考》（上冊）第122-124頁，山西人民出版社，1987年。

❸ 發表於《中國科技史雜誌》第30卷第1期（2009年）：110-119。

的證據。《竹書紀年》是戰國中葉魏國人編的史書。不過
由於《竹書紀年》久已失散，這條證據曾受到學者的懷
疑。而近期出土的文物，消除了這種懷疑。這就是說干支
紀年法最遲從戰國時期開始，而不是始於西漢。所以有學
者拿西漢太初元年有三種不同的紀年干支記載，而對五運
六氣理論科學性的質疑是沒有道理的。他們是受了顧炎武
《日知錄》卷二十第六頁「古不以甲子紀歲」觀點的錯誤
影響，得出的錯誤結論。大家知道，顧炎武是個疑古派，
現在的考古發現證實，疑古派的很多觀點都是錯誤的，故
李學勤先生呼籲要「走出疑古時代」。[1]

　　五運六氣60甲子曆，是一種一年360天的曆法，而一
回歸年是365.25天，古人是如何處理這5.25天的呢？是由
休息過年的方法來處理的。古人要在冬至和夏至兩個節日
立杆測日影調整曆法之偏誤（夏至日中無影，冬至日中日
影最長），這是有文獻記載的，如《通卦驗》說：

　　正此之道，以日冬至日始，人主不出宮，商賈人眾
不行者五日，兵革伏匿不起。人主與群臣左右從樂五日，
天下人眾亦在家從樂五日，以迎日至之大禮。人主致八
能之士，或調黃鍾，或調六律，（或調五音）或調五聲，
或調五行，或調律曆，或調陰陽，政德所行，八能以備，
人主乃縱八能之士擊黃鍾之鐘，人敬稱善言以相之。乃權
輕重，釋黃鍾之公，稱黃鍾之重，擊黃鍾之磬。公卿大夫
列士乃使八能之士擊黃鍾之鼓，鼓用革焉……天地以扣

---

[1] 李學勤：《走出疑古時代》，長春出版社，2007年。

（聲）應黃鍾之音，得蕤賓之律應，則公卿大夫列士以德賀於主人。因諸政所請行五官之府，各受其當聲調者，諸氣和，則人主以禮賜公卿大夫列士。五日儀定，地之氣和，人主公卿大夫列士之意得，則陰陽之晷如度數。夏日至之禮，如冬日至之禮，舞八樂，皆以肅敬為戒。黃鍾之音調，諸氣和，人主之意慎（得），則蕤賓之律應；磬聲和，則公卿大夫列士誠信，林鍾之律應。此謂冬日至成天文，夏日至成地理。鼓用黃牛皮，鼓圓徑五尺七寸。瑟用桑木，瑟長五尺七寸。間音以簫，長尺四寸。故曰：冬至之日，立入神，樹八尺之表，日中規其晷之如度者，則歲美，人民和順；晷不如度者，則其歲惡……晷進則水，晷退則旱，進尺二寸則月食，退尺則日食。……晷不如度數則陰陽不和，舉錯不得發號出令置官立吏，使民不得其時則晷為之進退，風雨寒暑為之不時。❶

　　孔子在復卦《象傳》中對此也有記載，謂：「先王以至日閉關，商旅不行，後不省方。」《左傳》說：「先王之正時也，履端於始，舉正於中，歸餘於終。履端於始，序則不衍。」《素問・六節藏象論》說：「立端於始，表正於中，推餘於終，而天度畢矣。」所謂「表正於中」「舉正於中」，就是立杆測日影。晉人周處《風土記》說：「端者，始也，正也。」所謂「立端於始」「履端於始」，就是確定歲首。所以古人將夏至這一活動稱為「端午節」，趙東玉說：「端午節最早源於夏至這一節氣」，「及晉時，

❶ 上海古籍出版社編：《緯書集成》，上海古籍出版社，1994年。

端午與夏至節俗還是一致的。」❶ 冬至寒冷，所以帝王、群臣、民眾在家娛樂五日。

遠古之人在夏至作為一年測日影之始，其過年日為3天，故定夏至為大年。古人用圓盤測日影，圓盤周長360度，太陽日行1度，圓盤就轉1度。圓盤轉完360度為360天，定作十月太陽曆的一年。但是，太陽的回歸年長度為365.25天，當太陽由北回歸線往南運動，圓盤旋轉到180度時，太陽還沒有運行到南回歸線上，即沒有行完回歸年

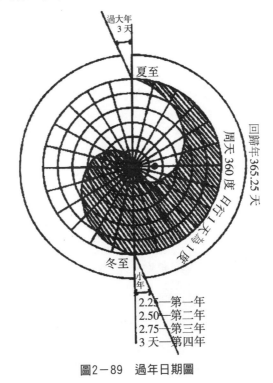

圖2－89　過年日期圖

❶ 引文見田合祿、田峰：《「端午節」新釋》，第三屆全國中華科學傳統與21世紀學術研討會論文，安徽黃山學院，2005年9月15日。

長度365.25天的一半──182.625天，沒有到達冬至日的時刻，日影長度還不足圓盤半徑（圓盤半徑等於冬至日日影長度），還需要等待2.625天日影才能達到冬至日的日影長度，所以古人就把這等待的2天（2.625天去小數，只取整數）作為冬至的過年日，叫作小年。

同樣的道理，當太陽由南回歸線往北運動時，圓盤旋轉到180度時，也需要等待夏至「日中無影」的時刻，即太陽到達北回歸線上。在5.25天的過年日中，小年用去2天，餘3.25天，古人也取整數3天作為夏至的過大年日。所餘0.25天，四年後趨為1天，故規定四年一閏，小年過年日四年加1天為3天。

從20世紀80年代以來，有的學者透過對近點月的研究，發現15近點＝1月亮遠地點回歸周，1近點月有4特徵點，15近點月就有60特徵點。「即在1月亮遠地點回歸周內，月亮在周天將留下60個特徵點位置，這60個位置點將周天劃分為60段。這些位置點不是人為規定的，而是月亮運行留下來的，這就是六十進位的起源。」❶15個近點月對應著14個朔望月。於是認為，六十年是朔近月會合週期與回歸年的會合週期。不過中國在東漢時才有近點月週期的記載，而六十甲子週期卻遠在殷商已經存在了。所以我認為，還是從朔望月研究比較符合實際。

《內經》多處提到了六十甲子曆，如《素問‧六節藏象論》說：

---

❶ 鄭軍：《太極太玄體系》第39頁。中國社會科學出版社，1992年。

天有十日，日六竟而周，甲六復而終歲，三百六十日法也⋯⋯五日謂之候，三候謂之氣，六氣謂之時，四時謂之歲。

《素問・天元紀大論》說：

天以六為節，地以五為制。周天氣者，六期為一備；終地紀者，五歲為一周⋯⋯五六相合，而七百二十氣為一紀，凡三十歲；千四百四十氣，凡六十歲而為一周，不及太過，斯皆見矣。

《素問・六微旨大論》說：

天氣始於甲，地氣始於子，子甲相合，命曰歲立。謹候其時，氣可與期。

⋯⋯甲子之歲，

初之氣，天數始於水下一刻，終於八十七刻半；

二之氣始於八十七刻六分，終於七十五刻；

三之氣始於七十六刻，終於六十二刻半；

四之氣始於六十二刻六分，終於五十刻；

五之氣始於五十一刻，終於三十七刻半；

六之氣始於三十七刻六分，終於二十五刻。

所謂初六，天之數也。

乙丑歲，

初之氣，天數始於二十六刻，終於一十二刻半；

二之氣始於一十二刻六分，終於水下百刻；

三之氣始於一刻，終於八十七刻半；

四之氣始於八十七刻六分，終於七十五刻；

五之氣始於七十六刻，終於六十二刻半；

六之氣始於六十二刻六分，終於五十刻。

所謂六二，天之數也。

丙寅歲，

初之氣，天數始於五十一刻，終於三十七刻半；

二之氣始於三十七刻六分，終於二十五刻；

三之氣始於二十六刻半，終於一十二刻半；

四之氣始於一十二刻六分，終於水下百刻；

五之氣始於一刻，終於八十七刻半；

六之氣始於八十七刻六分，終於七十五刻。

所謂六三，天之數也。

丁卯歲，

初之氣，天數始於七十六刻，終於六十二刻半；

二之氣始於六十二刻六分，終於五十刻；

三之氣始於五十一刻，終於三十七刻半；

四之氣始於三十七刻六分，終於二十五刻；

五之氣始於二十六刻，終於一十二刻半；

六之氣始於一十二刻六分，終於水下百刻。

所謂六四，天之數也。

次戊辰歲，初之氣復始於一刻，常如是無已，週而復始。

日行一周，天氣始於一刻，日行再周，天氣始於二十六刻，日行三周，天氣始於五十一刻，日行四周，天氣始於七十六刻，日行五周，天氣復始於一刻，所謂一紀也。是故寅午戌歲氣會同，卯未亥歲氣會同，辰申子歲氣會同，巳酉丑歲氣會同，終而復始。

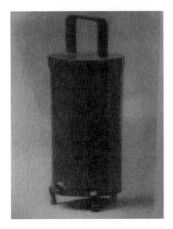

圖2-90　河北滿城出土漏壺

這是古代的滴水漏壺（或叫刻漏）計時法。西方叫水鐘。考古工作者在河北滿城已經發現了古代漏壺實物（見圖2-90）。

根據等時性原理，滴水記時有兩種方法，一種是利用特殊容器記錄把水漏完的時間（泄水型）；另一種是底部不開口的容器，記錄它用多少時間把水裝滿（受水型）。中國的水鐘，最先是泄水型，後來泄水型與受水型同時並用或兩者合一。自西元85年左右，浮子上裝有漏箭的受水型漏壺逐漸流行，甚至到處使用。

古人所謂的「日行」即今天文學上所說的「太陽視運動」。日行一周，指太陽在天體的視運動軌道──黃道上循行一周，就是一年，即太陽的周年視運動。由經文所述可知。太陽視運動是四年一小循環週期（即四時週期），四年積盈百刻，日數整數化為一日。十五小週期為一大週期六十年。六十年合21915整數日。一個朔望月為29.530589日。21915日有742.11184個朔望月（21915÷29.530589），其間地球繞太陽公轉六十年，月亮與日地連線相會742次，形成742個朔望月。一年有十二個朔望月，742.11184朔望月＝60年＋22閏月＋3.3015日。按「三年一閏，五年二閏，十九年七閏」法，六十午

恰有22個閏月。至此可知，甲子六十年原來是朔望月與回歸年的會合週期，六十年只差3.3015日。

朔望月一回歸年運行49月相特徵點，比一年12朔望月48特徵點超前1個特徵點900，4年超前4個特徵點3600，朔望月位相復原。所以《素問・六微旨大論》就以4年為一小周，15小周60年為一大周，成為著名的60甲子曆。並按此4年一小循環週期的特性找出60年中的歲氣會同年，所謂歲氣會同年，就是位相相同的年。歲氣會同年共有20小組，每4小組為1大組，可分成5大組。每1小組3年，組成一個三合局，分別是：申子辰歲氣會同年合化為水局，巳酉丑歲氣會同年合化為金局，寅午戌歲氣會同年合化為火局，亥卯未歲氣會同年合化為木局。現列表說明如下：

表2－9　甲子60年歲氣會同表

水下刻數	水下一刻	二十六刻	五十一刻	七十六刻
一大組	1.甲子 5.戊辰 9.壬申	2.乙丑 6.己巳 10.癸酉	3.丙寅 7.庚午 11.甲戌	4.丁卯 8.辛未 12.乙亥
二大組	13.丙子 17.庚辰 21.甲申	14.丁丑 18.辛巳 22.乙酉	15.戊寅 19.壬午 23.丙戌	16.己卯 20.癸未 24.丁亥
三大組	25.戊子 29.壬辰 33.丙申	26.己丑 30.癸巳 34.丁酉	27.庚寅 31.甲午 35.戊戌	28.辛卯 32.乙未 36.己亥

水下刻數	水下一刻	二十六刻	五十一刻	七十六刻
四大組	37.庚子 41.甲辰 45.戊申	38.辛丑 42.乙巳 46.己酉	39.壬寅 43.丙午 47.庚戌	40.癸卯 44.丁未 48.辛亥
五大組	49.壬子 53.丙辰 57.庚申	50.癸丑 54.丁巳 58.辛酉	51.甲寅 55.戊午 59.壬戌	52.乙卯 56.己未 60.癸亥
三合局	水局	金局	火局	木局

　　這個表很重要，它是古代四分曆的模型。我認為，四分曆不僅指一日之四分，還應包含一朔望月之四分及一年之四分。地球自轉一周為一日有4特徵點。地球繞太陽公轉一周為一年有冬至、春分、夏至、秋分4特徵點。月亮有朔、上弦、望、下弦4特徵點。不過日與年的4特徵點一般人不宜直接觀察到，只有朔望月的4特徵點可以人人直接觀察到。可知60年是日月運動的會合週期。日、月、年各週期的相同點是均為4特徵點，不同的是各自特徵點時間長度不一樣。日週期一特徵點長25刻，朔望月一特徵點長29.53天÷4＝7.3829天，回歸年週期一特徵點長365.25天÷4＝91.3125天。

　　縱看上表為位相相同者，即三合局，《內經》稱此為歲氣會同年。橫看上表，一刻與五十一刻及二十六刻與七十六刻的位相相反差180°，而4特徵點之間則構成相差900的直角座標系如圖2－91所示：

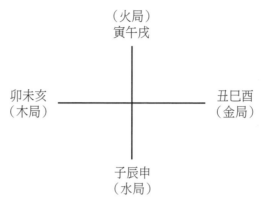

圖2-91　三合局座標圖

　　由此圖看，歲氣會同年的三合局命名是按四正方位命名的，子位正北水位，故子辰申三合局稱水局；卯位正東木位，故卯未亥三合局稱木局；午位正南火位，故寅午戌三合局稱火局；酉位正西金位，故丑巳酉三合局稱金局。所謂三合局，就是指明位相相同點的位置所在，具有相同的歲候。

　　運氣的五位和六位週期的調諧周是30年，《內經》稱為「一紀」。兩紀60年是一花甲子。運氣的六位和七位週期的調諧周是42年，陰陽兩周84年就是人們常說的「閻王不叫自回去」之年。

　　從上表可以看出，歲氣會同年，每過四年日月皆積餘化整一次，四年是朔望月與回歸年調諧的小週期。十五小週期六十年為一大週期。

　　每過四年雖然相位復原了，但並未回到初始出發點，即始位置並沒有復原。就是說，相位復原是四年一週期，而始位置復原是五年一週期（即五運週期），其調諧年是

二十年。年、月、日雖然都有此規律，但朔望月最明顯，故舉朔望月說明如下。從圖2－92可以看出，只有週期封閉出現以後才是完整的──物質運動一周又回到了原點，然後新一週期又從原點開始，再回到原點。可這已是高一級週期運動了。

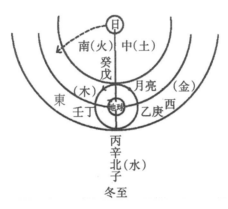

圖2－92　日月始點位置復原圖

如日月始點位置復原圖所示，甲、乙、丙、丁為相位4特徵點周，而甲、乙、丙、丁、戊則為始點位置復原周。六十年中有15個四象週期，即含有15個朔望月特徵點周。再者，六十年中有12個五運週期，即含12個首尾封閉朔望月原始點週期（見表2－8）。就是說，在六十年中，有12個位置相同周，15個相位相同周，其調諧年是60年。這12個封閉朔望月週期，我們稱其為1朔望月朔點（或望點）回歸周，即一年日月相會──朔合12次，所以古人稱「日月之會是為辰」。

在朔望月60特徵點一回歸週期內，朔望月在周天上

表2－8　封閉朔望月週期表

始點朔	上弦	望	下弦	終點朔
1.甲子 6.己巳 11.甲戌	2.乙丑 7.庚午 12.乙亥	3.丙寅 8.辛未 13.丙子	4.丁卯 9.壬申 14.丁丑	5.戊辰 10.癸酉 15.戊寅
16.己卯 21.甲申 26.己丑	17.庚辰 22.乙酉 27.庚寅	18.辛巳 23.丙戌 28.辛卯	19.壬午 24.丁亥 29.壬辰	20.癸未 25.戊子 30.癸巳
31.甲午 36.己亥 41.甲辰	32.乙未 37.庚子 42.乙巳	33.丙申 38.辛丑 43.丙午	34.丁酉 39.壬寅 44.丁未	35.戊戌 40.癸卯 45.戊申
46.己酉 51.甲寅 56.己未	47.庚戌 52.乙卯 57.庚申	48.辛亥 53.丙辰 58.辛酉	49.壬子 54.丁巳 59.壬戌	50.癸丑 55.戊午 60.癸亥

留下12個原點位置，這12個原點位置將周天劃分為12段，這就是將一年劃分為十二個月或十二辰的來源。合二而一，則構成一年六氣。分一為二，則分成二十四節氣。

日月四年一週期有4個特徵點，即劃分成四象。就是說，每相鄰的4個特徵點構成一組四象，六十年一周15個朔望月，四象經15次編碼，即為六十卦。16朔望月構成首尾相似的封閉週期，四象經16次編碼，即為八八六十四卦。由此可見，一周4特徵點所決定的四象是穩定的結構單位。八卦是四象的編碼。四年4特徵點為一小週期，15小週期為六十年，知六十年是根據日、月、地三體運動建立起來的甲子六旬週期。

地球繞太陽公轉，一年有冬至、春分、夏至、秋分4特徵點，六十年共有240特徵點和240季。月亮在地球的帶動下一年繞太陽過54特徵點，四年相位復原構成一小週期，共過216特徵點。216點對應著240點（見圖2－93）。

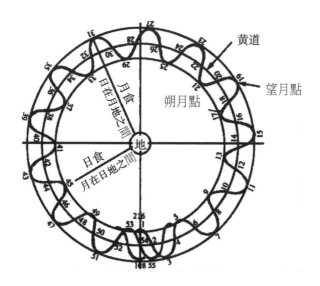

圖2－93　月亮運行軌跡在黃道面上的投影

地球繞太陽一年有二至二分4特徵點，即也有始點復原的五運週期。則240特徵點可組成48個始點復原周。

總之，六十甲子有著深遠的天文背景，如六甲、六乙⋯⋯六癸類，二甲年是一甲年的反相年。六甲構成三對反相年。又如地支系統：

A.子丑寅卯、辰巳午未、申酉戌亥，這是三組四象結構。從月、地、日三體系看，每年朔望月位相超前900，

四年位相復原；從回歸年看，四年日數基本整數化，也就是公轉和自轉週期基本調諧；從日、月、地三體系看，每隔四年月地位相同號。四年是朔望月、回歸年和地球自轉的基本調諧週期。

B.子辰申、丑巳酉、寅午戌、卯未亥，這是一種三角結構三合局。從月、地、日三體系看，每組內的三年都是朔望月位相和地球自轉位相、公轉位相相同之年；各組之間位相依次相差900。

C.子午、丑未、寅申、卯酉、辰戌、巳亥，這是相沖之年。所謂相沖，是指朔望月位相以及地球自轉位相、公轉位相相反。

D.五子、五丑……五亥，這些是位相相同之年，在二體系中，是月、地關係相似的年份。

E.甲己、乙庚、丙辛、丁壬、戊癸，是一種五運週期，是日、月、地位相回復原始點位相的週期，即封閉週期。是自然界產生五材的基礎，如生物的五種鹼基，後來演化為五行。

F. 60年一周，30年半周，兩30年為反相年。60年間月、地、日位相各不相同，形成60種即60甲子模式。

五運六氣，其六氣可以用《周髀算經》的「七橫六間圖」表示：

圖2－94來源於立杆測日影，最裡面的小圈是夏至日，最外面的大圈是冬至日，中間分佈六氣。冬至日是天道春天的開始。大家知道，立杆測日影是定在子月冬至日，是天道太陽曆的開始。但天地之氣相差三節45日的

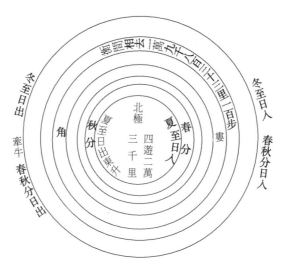

圖2−94　七橫六間圖

立春（寅時）才是地道春天陰曆年的開始，所以古人將陰
曆年的正月朔日與立春日相合之年定為陰曆的曆元年，之
後陰曆年的正月朔日總在立春日前後徘徊，查萬年曆可
知，陰曆年的正月朔日約有40％落在大寒和立春之間及
60％落在立春和雨水之間，但最早差1～2天也到不了大
寒節，因此運氣的開始時間不是大寒節，《內經》定在正
月朔日是正確的。此來源於12個朔望月。只是依陰曆正
月初一起算即可。曆元年在立春，陰陽合時。

　　此六間六氣曆，與乾卦六龍曆同。

　　同理，我們也可以用六橫五間圖（見圖2−95）表示
五運：

　　圖2−95來源於立杆測日影，最裡面的小圈是夏至
日，最外面的大圈是冬至日，中間分佈五運。此來源於山

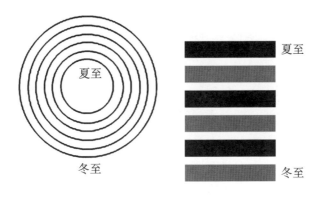

圖2−95　六橫五間圖

頭曆——六爻八卦。只是依陰曆正月初一起算即可。曆元年在立春，陰陽合時。

5. 八卦曆

我在《周易真原》中講到，《易經》由卦象系統、筮數系統、文字系統三部分內容組成，其中構成《易經》最基本的符號和卦的最小組成單位——爻起源於山頭曆，筮數也源於曆法，卦辭、爻辭文字系統是由曆注形式闡述人事活動的，那麼《周易》的基本內容當然是以天文曆法為基礎理論了，說明《周易》是一部中國遠古時代以天文曆法為結構的著作。

伏羲是日神，女媧是月神，日月運動規律是制定曆法的依據。所以在古籍中多記有日神伏羲造曆法之事。如《古墳書‧太古河圖代姓紀》說：「伏羲氏……命臣潛龍氏作甲曆。」《周髀算經》說：「古者包犧，立周天曆度。」《古今事物考》引《春秋內事》說：「伏羲建分八

節，以應四時。」而月神女媧佐伏羲之道，也應該有「造曆」的功業。因此，尹榮方認為女媧「煉石補天」的故事，其原型當是指「曆法的修訂或改革」之事。

「『五色石』有可能是指用以『補天』的一種新曆法。這種曆法是把一年分為五個季節月，每一個季節月用一種顏色來表示。令人驚奇的是，且不說上古正存在分一年為五行曆法，而且的確存在用顏色來表示時段與方位的習慣。」並舉「五色帝」加以說明。他說：「五季各一分為二，就是十個月。劉堯漢等學者已出色地證明，中國上古存在過分一年為十個月的曆法。」❶

如《春秋緯說題辭》說：「易者，氣之節，含玉精，宣律曆。上經象天，下經計曆。」《乾元序制記》說：「六十四卦各括精受節以曆紀道。」《乾鑿度》說：「天地爛明，日月星辰佈設，八卦錯序，律曆調列，五緯順軌。」《乾鑿度》卷下鄭注：「孔子以曆說易。」說明當時的人是知道八卦與曆法節氣關係的。

《繫辭傳》記載伏羲做八卦，八卦中的日月往來是制定律曆的理論基礎，故《周髀算經》說：「昔者，周公問於商高曰：竊聞乎大夫善數也，請問古者包犧立周天曆度。夫天不可階而升，地不可得尺寸而度，請問數安從出？」這裡說的「周天」是一個太陽回歸年，「周天曆度」就是曆法，說明伏羲創製的八卦是古人用的曆法。這在《易傳》中有許多記載，如說八卦與四季交替的關

---

❶ 尹榮方：《神話求原》第44-46頁，上海古籍出版社，2003年。

係——「變通莫大乎四時」「寒暑相推而歲成焉」，還說明八卦與晝夜交替有關——「是故知幽明之故」「通乎晝夜之道而知」，既有太陽的周日運動，也有太陽的周年運動，都說明八卦與曆法有關。唐智波先生在《八卦日晷》一書中甚至說，先天八卦方點陣圖是一件日晷儀。❶

這樣人格化的伏羲和女媧，不但是人類的始祖，也成了曆法的始創者。

《周易》強調的是日月，日「大明終始」「日月不過」「日月得天」「日中則昃，月盈則食」。因為《易經》所貴之「時」，是由日月運動表現出來的。這種運動是有週期循環規律性的，故曰「大明終始，六位時成」「終則有始，天行也」「消息盈虛，天行也」「反覆其道，七日來復，天行也」「天地之道恒久而不已……終則有始」。高亨先生說：「有往必有復，往復循環，乃天地之中心規律。」❷ 筮的過程就是推演天道的循環規律。乾卦所記古老的「六龍曆」的發明者就是伏羲，《左傳》說「太昊氏以龍紀」，《古墳書‧太古河圖代姓紀》說「伏羲氏……命臣潛龍氏作甲曆」，都說明伏羲氏制定曆法之事。

曆法和曆注是古曆學的核心內容，曆注說明，在什麼時間該做什麼事、不該做什麼事，做什麼事吉、做什麼事凶，即什麼時間宜做什麼事及忌做什麼事，同一件事在什麼時間宜做、什麼時間忌做，宜做則吉、忌做則凶。把人和天道看作是一個統一體，強調人和天道的和諧、一致和

❶ 唐智波：《八卦日晷》，宗教文化出版社，2005年。
❷ 高亨：《周易大傳今注》第241頁，齊魯書社，1979年。

統一。但是，天道始終是第一義的，是起決定作用的；而
人事始終是第二義的，是從屬的；天道是本，人事是末；
天道是體，人事是用；有了天道所顯示的吉凶徵兆，才有
人事的吉凶。但「聖人」卻能順應天道，因勢利導，趨吉
避凶，發揮人的主觀能動性。

A.先天八卦曆

伏羲先天八卦是八節太陽曆。

B.先天六十四卦曆

伏羲六十四卦是十月太陽曆。

劉堯漢等人在《彝族天文學史》中介紹十月太陽曆的
主要內容是：

(1) 一年分為上下兩個半年，每隔半年過一次新年。
一年十個月，每月36天，一年共360天，其餘6天為過年
日，不計在月內。

(2) 十月太陽曆的新年有兩種體系，一種在夏至和冬
至過新年，一種在火把節和星回節過新年（按：其實只有
夏至、冬至為十月太陽曆的新年，火把節和星回節實際上
是火曆的新年。詳見後文）。新年分為大年和小年。夏至
過大年，冬至過小年。大年日為3天；小年日為2天，閏
年為3天。四年一閏。

(3) 十二天為一節氣，用十二生肖紀日，每月36天有
三個節氣，一年360天恰為30個節氣。謂：寒至，大寒，
大寒終，地氣發，小卯，天氣下，義氣至。清明，始卯，
中卯，下卯，小郢，絕氣下，中郢，中絕。大暑至，中
暑，小暑終，期風至，小卯，白露下，復理，始節，始

卯,中卯,下卯,始寒,小榆,中寒,中榆。

(4) 一年分為土、銅、水、木、火五季,每季兩個月共72天。土季為首。

在伏羲六十四卦圓圖（見圖2-96）中,除去乾坤離坎四卦構成宇宙時空框架不用外,其餘60卦,每卦6爻,2卦12爻代表十月太陽曆一節氣的12天。6卦36爻代表每月36天,為三個節氣。60卦360爻代表一年十個月360天,為30個節氣。這就是說,每月用6卦,半年5個月用30卦,十個月正好用完60卦。如邵雍說:「卦有六十四,

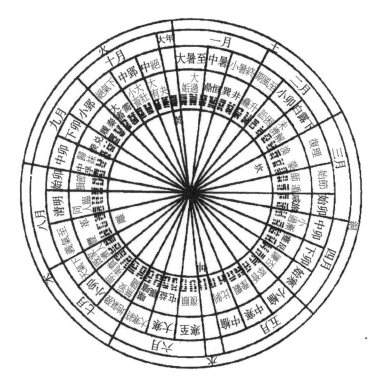

圖2-96　伏羲六十四卦十月太陽曆

而用止於六十者，何也？六十卦者，三百六十爻也。」一節氣12天用坤策得「十二」數，一月36天用乾策得「三十六」數。既為「運行之數」，又為「生物之數」。所以我認為，伏羲六十四卦方位圓圖是十月太陽曆的圖式。現繪圖說明如下。

這裡值得注意的是關於十月太陽曆過年法的規定，人們只知其然，不知其所以然。如新年為什麼分成夏至和冬至兩次過？為什麼在夏至過大年、冬至過小年？而這只有瞭解清楚太陽曆的來源之後才能明白。

十月太陽曆是根據太陽周天視運動制定的曆法，它的最原始制定方法是用立杆測日影。太陽周天視運動的規律模型是太極圖，遠古時代的人立杆測日影，多在夏至日開始進行，就以夏至為歲首。因為我們居住在北半球，夏至這天太陽運行到北回歸線，這一天在北回歸線上立杆則無影，便於人們掌握起始時刻。《淮南子・地形訓》說：

建木在都廣，……日中無影……蓋天地之中也。

注意此「天地之中」，正與《周禮・地官・大司徒》所說「以土圭之法，測土深，正日景，以求地中」相符合。何新指出，所謂「建木」，即最早的圭表，《周禮》記作「土圭」。土圭的作用是用來測日影的。若在黃河流域夏至測日影，所立八尺之表竿，影長一尺五寸，與在北回歸線上所立表竿無影是同一時刻，故《周禮》也稱作「天地之中」。

遠古之人在夏至作為一年測日影之始，其過年日為3天，故定夏至為大年。古人用圓盤測日影，圓盤周長360

度，太陽日行1度，圓盤就轉1度。圓盤轉完360度為360天，定作十月太陽曆的一年。但是，太陽的回歸年長度為365.25天，當太陽由北回歸線往南運動，圓盤旋轉到180度時，太陽還沒有運行到南回歸線上，即沒有行完回歸年長度365.25天的一半——182.625天，沒有到達冬至日的時刻，日影長度還不足圓盤半徑（圓盤半徑等於冬至日日影長度），還需要等待2.625天日影才能達到冬至日的日影長度，所以古人就把這等待的2天（2.625天去小數，只取整數）作為冬至的過年日，叫作小年。同樣的道理，當太陽由南回歸線往北運動時，圓盤旋轉到180度時，也需要等待夏至「日中無影」的時刻，即太陽到達北回歸線上。在5.25天的過年日中，小年用去2天，餘3.25天，古人也取整數3天作為夏至的過大年日。所餘0.25天，四年後趕為1天，故規定四年一閏，小年過年日四年加1天為3天。

另外，太陽處於地球橢圓公轉軌道的焦點上。地球每年6月份運動到遠日點附近，速度較慢，即夏至時日行最緩，故過年用3天。地球每年1月份左右在近日點附近運行，速度較快，即冬至時日行最急用時少，故過年用2天。在古代，冬至過年祭天，夏至過年祭地。

由上述可知，十月太陽曆取一年360天和以夏至、冬至為大小過年日的規定，是來源於古人用圓盤測日影的科學實踐的。這證明在歷史上確實存在過用圓盤測日影的史實。

可是，現在我們破解了大衍之數就不那麼認為了。一年360天，就是大衍數所用49的天數（361.7425 ≈ 360）。一

年分為土、銅、水、木、火五季，就是《內經》所講的五運。每季兩個月72天，每月36天，其實是封閉朔望月五年週期的長度（29.53÷4×5＝36.9125 ≈ 36），正反兩個五年週期朔望月長72天。12天為一節氣，用十二生肖紀日，每月36天有3個節氣，一年360天為30個節氣。這一曆法見載於《管子》，另外《淮南子·天文》和銀雀山漢簡《三十時》都講到了這種節氣。李零據《管子·幼官》繪一幅上北下南的天道「四時之序」運行圖，又據《管子·幼官圖》繪一幅上南下北的地道「四方之位」運行圖❶，正與日月五星視運動天象圖中的天道地道情況相符。根據以上的分析，我認為彝族的十月曆應是五運曆或六十甲子曆，不只是十月太陽曆，五運曆（或六十甲子曆）是一種卦曆，兩卦十二爻表示12天為一節氣，每月六卦三十六爻表示三個節氣36天，一年十個月用六十卦表示三十節氣360天。乾坤兩卦表示「天地定位」，離坎兩卦表示日月東西升降出入。

C.後天八卦曆

後天八卦是古代火曆。

龐朴先生著《火曆初探》一文，對中國古代的火曆進行了開創性的研究，對中國古代曆法研究作出了重要貢獻，弘揚了中華民族的傳統文化。龐先生指出，火曆的特點：一是以觀察大火星──二十八宿之一的心宿天象來確定農事活動的時間次序，即所謂以「火紀時焉」。「其實

---

❶ 李零：《中國方術考》第135-137頁，東方出版社，2000年。

際年代，應該當心宿處於秋分點時」。二是以大火昏見於東方，初升起為火曆的正月——歲首，為春分時的天象。以大火晨伏於西方為秋分時的天象。並以大火昏晨見於南中天來紀時行農事，作為夏至和冬至時的天象。火曆靠觀大火星的天象來確定農事生產的週期，屬觀星象授時法，這種方法起源很早。

火曆的出現與農業的發展有十分密切關係。從考古出土資料看，裴李崗文化是農業的發展階段，應該有以「火紀時」的曆法。裴李崗文化大約相當於神農時代，神農氏以發展農業著稱於史。大概神農氏在發展農業的生產實踐中，觀察到大火星的出入與農業生產的密切關係，而發明了火曆，這在歷史上是有記載的。神農氏，又稱炎帝或火帝。《左傳》昭公十七年說：

炎帝氏以火紀，故為火師而火名。（注：炎帝神農氏亦有火瑞，以火紀事名百官。）❶

這就是神農氏發明火曆，以「火紀時」的證明。神農氏不但發展了農業，而且發明了火曆，古人為了紀念他發明火曆做出的貢獻，尊稱他為炎帝，炎從二火，正是離卦之象；紀念他對農業發展作出的貢獻；尊稱他為後稷。這就是說，神農氏身兼二職，掌火曆的官名稱「火師」，管農業的官名稱「後稷」。周人以後稷為始祖。《國語‧周語》說：

昔我先王世後稷，以服事虞、夏。❷

---

❶ 《十三經注疏》第2083頁。

❷ 廣東等辭源修訂組編：《辭源》（修訂本）（三）第1910頁，商務印書館，1980年。

世，即世世代代的意思，謂世襲。這裡是以官名代替人名，後稷不是指神農氏本人。神農氏後裔世襲後稷之官，直到唐虞、夏朝。掌管農業離不開火曆，同樣也會世傳神農氏發明創造的火曆。掌管火曆的官史稱「火正」。火正以大火星紀時行農業之政事，則稱火政。如《漢書．五行志上》❶ 說：

古之火正，謂火官也，掌祭火星，行火政。

又說：

帝嚳則有祝融，堯時有閼伯，民賴其德，死則以為火祖（傳說中最早的火神），配祭火星。

祝融和閼伯都是古代火正官，掌管觀察大火星的出入，所以這裡的「火星」應指大火星，而不是五大行星中的火星。後人並將火帝神農和祝融加以神化，稱為火祖，即火神。

《左傳》襄公九年說：

古之火正，或食於心，或食於味，以出內火。是故昧為鶉火，心為大火。陶唐氏之火正閼伯居商丘，祀大火而紀時焉。相土因之，故商主大火。❷

說明在唐虞時代管火曆的神農後裔是閼伯。《國語．周語》又說：

昔夏之興也，（祝）融降於崇。❸

---

❶ 《十三經注疏》第1941頁。

❷ 薛安勤、王邊生注譯：《國語譯注》第2頁，吉林文史出版社，1994年。

❸ 薛安勤、王邊生注譯：《國語譯注》第37頁，吉林文史出版社，1994年。

《左傳》昭公二十九年說：

火正曰祝融。❶

說明在夏代掌火曆的神農後裔也叫祝融。《國語‧楚語》說：

少昊之衰也……顓頊受之，乃命南正重司天以屬神，命火正黎司地以屬民。❷

《國語‧鄭語》說：

夫黎為高辛氏火正。❸

看來將神農火帝「火師」之官名，最遲在顓頊帝時代就改為「火正」了。火正的職責主要有三項：一是研究星曆，觀象授時；二是守燎祭火；三是放火燒荒，組織耕耘，不違農時。

後人因神農氏發明火曆以紀時，因稱神農氏始以火德王。唐堯繼之亦為火德。周人以神農氏為始祖，因謂周得火德。❹

火曆規定大火昏見於東方為一年之首──正月，時在春分，作為新一年農事開始的時候。這與天文學規定春分為北半球春季開始相符合，是科學的規定。火曆即以春分到夏至為春季，以夏至到秋分為夏季，以秋分到冬至為秋季，以冬至到春分為春季。

---

❶ 《十三經注疏》第2123頁。

❷ 薛安勤、王邊生注譯：《國語譯注》第713頁，吉林文史出版社，1994年。

❸ 薛安勤、王邊生注譯：《國語譯注》第660頁，吉林文史出版社，1994年。

❹ 《辭源》（三）第1912頁。

　　《春秋漢含孳》說：「房心為明堂，天王布政之宮。」❶「心三星五度，有天子明堂，布政之政」，「明堂者，八窗四達，窗通八卦之氣，布政之宮」。《尚書考靈耀》說：「心火星，天王也。」房心二宿，古均稱大火。大火昏見東方地平線，時在春分，新一年的開始，君王要在這時佈置安排一年的農事和政事。

　　神農氏創製火曆，規定一年為八節。如《晉書·律曆》說：「逮乎炎帝，分八節以始農功。」❷ 八節或稱八個月，配以八卦。《易緯·乾鑿度》引孔子說：「歲三百六十日而天氣周，八卦用事，各四十五日，方備歲焉。」❸ 至此，我們對火曆就有了一個完整清楚的概念：以大火昏見於東方地平線上時為歲首，為春分時的天象；大火昏伏於西方地平線時，為秋分時的天象；離卦為火，位於南中天，大火昏見於南中天時，為夏至時的天象；大火昏見於南中天時，為冬至時的天象。火曆以春分為歲首，一年360天。一年分為春夏秋冬四季，每季兩個月，每個月45天。另有5——6天為過年日，不計在月內。大火昏見於東方地平線時為火曆的正月，大火昏見東方半空為火曆的二月，大火昏見南中天為火曆的三月，大火昏見西方半空時為火曆的四月，大火昏伏西方晨見東方時為火曆的五月，大火昏見東方半空為火曆的六月，大火昏見南中天為火曆的七月，大火昏見西方半空為火曆的八月。將一年分

<hr />

❶ 上海古籍出版社編：《緯書集成》第218頁，上海古籍出版社，1994年。

❷ 鐘宗憲：《炎帝神農信仰》第82頁，學苑出版社，1994年。

❸ 《緯書集成》第45頁，上海古籍出版社，1994年。

為上下兩個半年，每隔半年過一次新年。新年分為大年和小年，春分歲首過大年，秋分大火西伏過小年。大年過年日為3天，小年過年日為2天，閏年為3天，四年一閏。

這種以春分為年首的曆法在歷史上確實行用很長時間。耿昇翻譯的法國路易・巴贊所著《突厥曆法研究》一書中就載有這一古老的曆法。這是路易・巴贊在突厥文獻中發現的一種古老的突厥曆法。

突厥曆法是一種陰陽合曆，以草返青的包括春分在內的第一個陰曆月為新年開始的第一個月。「這種對於以植物返青而開始的年初的定義，於牧業經濟占統治地位的突厥民族中，完全能起作用。草返青這種季節性現象在高地亞州卻相當有規律（雖然其時間則根據地區性氣候而變化不定），它間接地成了一種陽曆定義。」❶ 突厥曆法，「每年都是隨著第1次新月的出現而開始的，當時可以觀察到草返青，這一時間基本上與春分相吻合。」從這次「春季的新月起（震主新月），人們從理論上計算到每個季節有3個陰曆月。因而也就是春季3個月、夏季3個月、秋季3個月和冬季3個月。這種曆制由庫蠻人完好無損地保留到了13世紀」。❷

由此可知，這種突厥曆一年有12個陰曆月，而分為四季，每季3個陰曆月。這一點與漢族的曆法相同。不過突厥曆把「四季的開始定於二分點（春分、秋分）和二至點（冬至、夏至）」。「突厥四季的始點無論如何也要比漢

---

❶ 路易・巴贊：《突厥曆法研究》第730頁，中華書局，1998年。
❷ 路易・巴贊：《突厥曆法研究》第106頁，中華書局，1998年。

曆四季的始點至少晚1個陰曆月」。突厥曆,「從春季的這個正月起,四季曆制便輕而易舉並充分有效地確保了太陰曆在陽曆年中的劃分。」「每年的草返青被作為標誌,在需要的情況下再加閏一個第13個月。」在一個歷史時間,閏月加在秋分左右或冬至、夏至前後。西方古代也有以春分為年首的曆法,如猶太國曆依照巴比倫曆法,將春分作為歲首,春分新月是猶太教的新年。❶

D.創建黃道二十八宿系統及火曆、參曆

古人在長期的觀察太陽東升西落實踐中,如《堯典》記載的那樣,日出迎日,日落送日,逐漸在黃道附近發現了不少諧日升落的恒星,並用這些恒星作為計算日月行程的「日月舍」之處,由於每個朔望月大概只有二十八天,所以在黃道附近那些恒星中取出二十八顆星宿組成了二十八宿系統。又稱「二十八舍」。

之後還將二十八宿分為四組,每組七宿,東方七宿叫作青龍,南方七宿叫作朱雀,西方七宿叫作白虎,北方七宿叫作玄武。這種四獸分類非常古老,在河南濮陽西水坡出土(見圖2-97)距今已有6500年前的M45號墓就有了青龍、白虎圖案。

這個圖出現了二十八宿中的青龍和白虎二獸,說明二十八宿體系最遲在距今6500年前已經形成。

恐怕也就是在發現二十八宿的過程中,創建了火曆和參曆。應在太陽曆之後。

---

❶ 侯本慧:《市場螺旋週期分析與應用》第158頁、25頁,航空工業出版社,1998年。

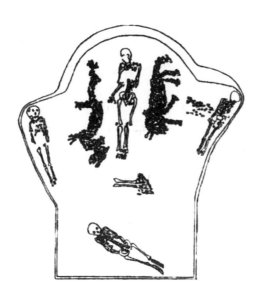

圖2-97　濮陽西水坡出土漢墓示意圖2

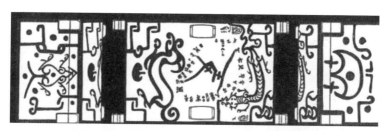

圖2-98　曾侯乙墓出土漆箱蓋上的二十八宿圖
右側圖為大火心宿二示意圖　左側圖為昴星團示意圖

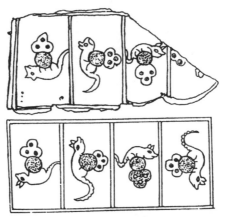

圖2-99　彝族《母虎日曆》虎踩天球圖
上圖為原件，下圖為複製件
布點表示紅色，此圖實為參曆──火曆圖

　　我認為，以上三個圖（見圖2-97、圖2-98、圖2-99）中的青龍、白虎，應該是火曆和參曆的代表，火曆和參曆早在距今6500年之前就已經存在了。如果是神農炎帝用火曆的話，以趙永恆先生的推算炎帝在西元前4951年（距今6900多年，約7000年），❶還是擬合的。

　　我認為，古人最先觀察的天象是面南觀日月，所以首先建立起來的是黃道二十八宿體系觀象授時法，之後才是面北觀北極星及北斗星，於是才形成赤道二十八宿體系觀象授時法。

---

　　❶ 趙永恆：炎黃的歷史年代，發表於「文明探源─考古與歷史的整合」學術研討會，2005年11月，河南鄭州。

6. 曆法週期

(1) 歲　差

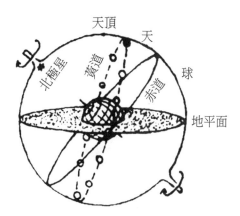

圖2－100　天球示意圖（《觀象授時》）

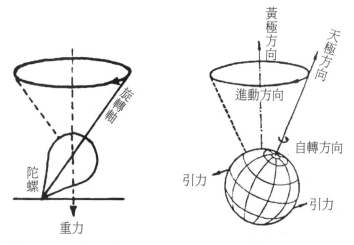

圖2－101　陀螺的進動　　圖2－102　地球的進動──地軸圓錐運動

　　進動本為物理學名詞，一個自轉的物體受外力作用導致其自轉軸繞某一中心旋轉，這種現象稱為進動。陀螺在受到抽打後就會發生進動。

　　在天文學上專指地軸類似陀螺的進動。地軸進動方向與自轉方向相反。進動（precession）是自轉物體之自轉軸又繞著另一軸旋轉的現象，又可稱作旋進。在天文學上，又稱為「歲差現象」。可以由太陽、月亮、行星引起。

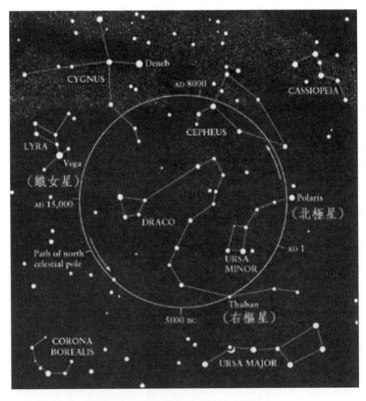

圖2-103　歲差示意圖（會議文集）

　　由於地球自轉軸的進動，天極圍繞黃極，經過25800（約26000）年整整運行了一周。地軸每年西旋的角度平均為3600÷25800＝50″.2這個資料在天文學上叫作「歲差」。

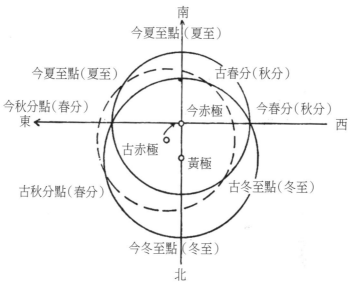

圖2－104　古今二至、二分變遷圖

(2) 歲會（三合局）——日月四數週期

　　歲會來自於太陽的四數週期，即冬至、春分、夏至、秋分四特徵點週期。這個歲會週期包含了瑪雅曆法的歲差大週期——25800年，其中每一個特徵點的時間長度是6450年，歲差使得其中一個特徵點每6450年使太陽和銀河系中心對齊一次，如所謂的世界末日——2012年12月

21日就是冬至日。❶

　　所謂的末日，其實就是一個週期的結束，一個新週期的開始，即我們常說的曆元。在這些點容易發生自然災害，故謂之世界末日。

　　天符年在夏至點，危害更大。

　　太乙天符年是歲會加天符，很可能是地球、月亮、太陽與銀河系關係造成的。

(3) 天干合化──日月封閉週期

　　天干化五運，可以是一年的五運，或五年的五運，即把一個太陽年或一個太陽週期劃分為5個時間段。

(4) 一年日月會合十二辰──十二地支標示

　　甲、乙、丙、丁為相位4特徵點周，而甲、乙、丙、丁、戊則為始點位置復原周。六十年中有15個四象週期，即含有15個朔望月特徵點周。再者，六十年中有12個五運週期，即含12個首尾卦閉朔望月原始點週期（見表3-7）。

　　就是說，在六十年中，有12個位置相同周，15個相位相同周，其調諧年是60年。這12個封閉朔望月週期，我們稱其為1朔望月朔點（或望點）回歸周，即一年日月相會──朔合12次，所以古人稱「日月之會是為辰」。

　　在朔望月60特徵點一回歸週期內，朔望月在周天上留下12個原點位置，這12個原點位置將周天劃分為12段，這就是將一年劃分為十二個月或十二辰的來源。合二

---

❶　（美）約翰・梅傑・詹金斯著、陳璐翻譯：〈2012：瑪雅宇宙的生成〉，光明日報出版社，2010年。

而一，則構成一年六氣。分一為二，則分成二十四節氣。

(5) 15 個四象週期有個 60 特徵點──60 甲子周

日月四年一週期有 4 個特徵點，即劃分成四象。就是說，每相鄰的 4 個特徵點構成一組四象，六十年一周 15 個朔望月，四象經 15 次編碼，即為六十卦。16 朔望月構成首尾相似的封閉週期，四象經 16 次編碼，即為八八六十四卦。

由此可見，一周 4 特徵點所決定的四象是穩定的結構單位。八卦是四象的編碼。四年 4 特徵點為一小週期，15 小週期為六十年，知六十年是根據日月地三體運動建立起來的甲子六旬週期。

地球繞太陽公轉，一年有冬至、春分、夏至、秋分 4 特徵點，六十年共有 240 特徵點和 240 季。月亮在地球的帶動下一年繞太陽過 54 特徵點，四年相復原構成一小週期，共過 216 特徵點。216 點對應著 240 點。

地球繞太陽一年有二至二分 4 特徵點，即也有始點復原的五運週期。則 240 特徵點可組成 48 個始點復原周。

(6) 客運客氣每年退一步規律

運氣學說規定，客運以中運為初運，循五運相生次序，逐年初運後退一步，每年行運五步。客氣則以司天為三之氣，依照三陰三陽次序，逐年初之氣後退一步，每年行氣六步。每年為 365.25 日，客運一步為 73.05 日，客氣一步為 60.875 日。客運客氣逐年終始不同，是造成五運六氣學說年度之間氣候差異的成因。

那麼，客運客氣逐年後退一步是怎樣形成的呢？我們

說，六氣的主氣和客氣是日地體系間的事，五運的主運和客運是月地體系間的事。主運主氣都屬於同一地球，客運客氣雖有日月之分，但都作用於同一地球，從而形成了都逐年後退一步現象。

由於日月對地球的引力作用，使地球發生太陽潮和月亮潮，造成地軸擺動，從而產生地極的移動。極移頻譜中最強的一種錢德勒週期，其值在相當寬的範圍內變化，一般認為是425日至440日。而客氣行七步的時間為426.1日，與極移的最小值只差1.1日；客運行六步的時間為438.3日，與極移的最大值只差1.7日，恰恰對應於錢德勒週期。因此有人說，這就是客運客氣逐年後退一步是自有天文背景的，即極移錢德勒週期。

筆者認為，《內經》是將一個回歸年週期（即地球公轉週期）劃分為六氣和五運的，每一氣為60.875天，每一運為73.05天。也就是說，當六氣退行完六步和五運退行完五步時，應是天體運動的某個回歸週期，而不是一個範圍。

筆者認為這個週期，就是前文講到的15朔望月週期，442.95天（29.53×15）。442.95天除以每一氣的60.875天為7位週期。442.95除以每一運的73.05天為6位週期。這不正是鄭軍所說的，客運是六位週期、客氣是七位週期嗎？又442.95天減去60.875天為382.075天，與閏年長度384天只差約2天。442.95減去73.05天為369.9天，與大衍數50月行369.125天只差0.775天。

我們已知客運十年一大週期，可劃分為兩組五年客運

小週期，一陰一陽；客氣十二年一大週期，可劃分為兩組六年客氣小週期，一陰一陽。根據這一規律，朔望月當有30塑望月的大週期。

一太陰曆年十二朔望月有48特徵點。

一回歸年太陽曆有49.5朔望月特徵點，取整數為49或50，這就是著名的「大衍之數」「其用四十九」的天文背景。

一回歸年是五運六氣主運主氣的五位和六位週期，一主運365.25÷5＝73.05天，一主氣長365.25÷6＝60.875天。若按朔望月在一回歸年實際運行48月相特徵點的長度是29.53天／4×49＝361.76天，捨去1.76天為360天，這就是《易經》和《內經》所載一年360天的來源，如此則一主運長72天，一主氣60天。一主氣長就是一個60甲子週期。筆者認為「五」和「六」兩數起源於五方觀念和六合觀念，於是就將一回歸年分為五位周和六位周。

60年60月相特徵點，含有15個塑望月，而不用15近點月的觀點。因為15朔望月回歸週期是很重要的。它是五運六氣的一個重要週期，是日月地三體系統的基本週期。

15朔望月回歸周是五運六氣客運客氣的六位和七位週期。15朔望月長442.95天，除以一運長73.05（或72天）得6（取整數），除以一氣長60.875天（或60天）得7（取整數），可知15朔望月回歸週期是客運的六位週期和客氣的七位週期。這是15近點月回歸周所沒有的內涵。根本不必用極移錢德勒週期解釋。

　　60年有742.1個朔望月，除去22個閏月是720.1朔望月，則60年有49.5個15朔望月回歸周，不算閏月有48個15朔望月回歸周。這49.5正是一回歸年朔望月所行的特徵點數，48正是一年12個朔望月所行的特徵點數。

　　4個15塑望月回歸周是60朔望月，為一個甲子週期。這15和4兩數，不就是洛書4個縱橫15的數字嗎？可知15朔望月回歸周是洛書的重要內容。以一甲子60朔望月為一太極，15朔望月就是太極四象之一。

天氣變化

（一）日月地關係

1. 日地關係

(1) 周日視運動的日地關係

首先是定位：面南觀天（見圖3－1）

人們每天都能看到太陽的東升西落，我們看到地是太陽順時針方向右旋轉，相對的是地球逆時針方向左旋運動。

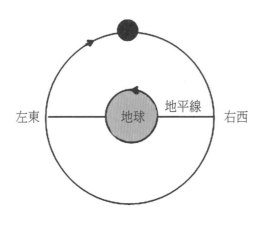

圖3－1　面南觀日圖

(2) 周年視運動的日地關係

A. 六經欲解時（見圖 3－2）

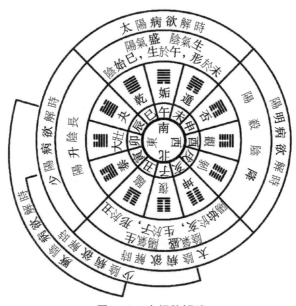

圖3－2　六經欲解時

　　《素問・生氣通天論》說：「陽氣者，一日而主外。平旦人氣生，日中而陽氣隆，日西而陽氣已虛，氣門乃閉。是故暮而收拒，無擾筋骨，無見霧露。」《素問・金匱真言論》說：「平旦至日中，天之陽，陽中之陽也；日中至黃昏，天之陽，陽中之陰也；合夜至雞鳴，天之陰，陰中之陰也；雞鳴至平旦，天之陰，陰中之陽也。故人亦應之，夫言人之陰陽，則外為陽，內為陰。」《靈樞・順氣一日分為四時論》說：「春生，夏長，秋收，冬藏，是氣之常也，人亦應之，以一日分為四時，朝則為春，日中為夏，日入為秋，夜半為冬。朝則人氣始生，病氣衰，故

且慧；日中人氣長，長則勝邪，故安；夕則人氣始衰，邪氣始生，故加；夜半人氣入臟，邪氣獨居於身，故甚也。」

於此可知，《內經》論述人體得病是從天人關係闡述的，是從日地運動相互關係闡述的，日地的相互運動有周日運動和周年運動，並將其分為四個時辰，首先是晝夜分，白晝陽氣在外，黑夜陽氣入內，陽氣護衛於外，陰氣守於內，其次是分為春、夏、秋、冬四個時辰，春時陽氣始生正氣漸旺而病氣衰，夏時陽氣旺盛正氣強而勝邪人安，秋時陽氣已虛於外而正氣衰而病邪入侵，冬時陽氣入內失於衛外而「邪氣獨居於身」，強調了人體陽氣強弱及受邪與太陽的淵源關係。

所以《靈樞‧營衛生會》說：「日中而陽隴，為重陽，夜半而陰隴為重陰，故太陰主內，太陽主外，各行二十五度分為晝夜。夜半為陰隴，夜半後而為陽衰，平旦陰盡而陽受氣矣。日中而陽隴，日西而陽衰，日入陽盡而陰受氣矣。夜半而大會，萬民皆臥，命曰合陰，平旦陰盡而陽受氣，如是無已，與天地同紀。」

《傷寒論》六經欲解時的劃分即源於此天道運動規律，少陽主於平旦，太陽主於日中，陽明主於日西，太陰主於夜半，少陰、厥陰介於夜半與平旦之間。所以疾病的發生不離於時，治療也不能離於時，正如《素問‧六節藏象論》所說「五日謂之候，三候謂之氣，六氣謂之時，四時謂之歲，而各從其主治焉。五運相襲而皆治之，終期之日，週而復始，時立氣布，如環無端，候亦同法。

故曰不知年之所加，氣之盛衰，虛實之所起，不可以為工矣……所謂求其至者，氣至之時也。謹候其時，氣可與期」。《素問‧至真要大論》說「謹候氣宜，勿失病機」「審察病機，勿失氣宜」。

太陽主於日中陽氣最盛，太陰主於夜半陰氣最盛，故《靈樞‧營衛生會》說「太陰主內，太陽主外」。太陽主外即主表，太陰主內即主裡，陽氣就在表裡之間出入運行。「氣門」即汗孔，日西「氣門乃閉」，可知「氣門」開於平旦，說明人體陽氣就在太陽與太陰之間出入升降循環運行，故《傷寒論》說，救表陽用桂枝湯，救裡陽用四逆湯。

B.《靈樞‧九宮八風》

《靈樞‧九宮八風》將太一運動分為大小兩種週期。

大週期討論太一一年時間內在八宮間的移居運動，謂：

太一常以冬至之日，居葉蟄之宮四十六日，明日居天留四十六日，明日居倉門四十六日，明日居陰洛四十五日，明日居上天（又叫天宮）四十六日，明日居玄委四十六日，明日居倉果四十六日，明日居新洛四十五日，明日復居葉蟄之宮，曰冬至矣。

冬至太一居葉蟄宮，過了46天，太一就移居天留宮等等，並與八卦八節對應起來。葉蟄宮對應冬至坎卦宮，居46天；天留宮對應立春艮卦宮，居46天；倉門宮對應春分震卦宮，居46天；陰洛宮對應立夏巽卦宮，居45天；上天宮對應夏至離卦宮，居46天；玄委宮對應立秋

坤卦宮，居46天；倉果宮對應秋分兌卦宮，居46天；新洛宮對應立冬乾卦宮，居45天。八卦宮（《乾鑿度》稱作四正四維）合計366天，知這裡用的是回歸年太陽曆。可稱為八卦太陽曆或八月太陽曆。

請注意，太一之遊日是從冬至之日開始的，太陽正在南回歸線，說明這是講天道運動。而其中的後天八卦圖，據《說卦傳》所載，其成始成終點在艮卦立春節，與天道太一出遊日相差三節45天，而為地道。天道用回歸年366日，地道用圓週期360日，可稱此為公度年。具載於《素問・六節藏象論》中。這說明《靈樞》九宮八風圖內含天道和地道的運動情況，故既可候八風，又可候人體的疾病。現繪圖說明於下：

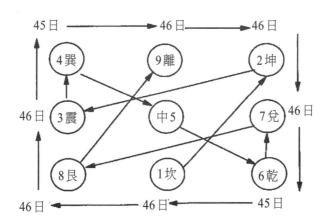

圖3-3　太一遊宮示意圖

小週期討論太一從冬至日起居於葉蟄坎宮46日，但每日又有遷移運動，而且其運動按照九宮一至九的次序，第二日遊玄委坤宮，第三日遊倉門震宮，第四日遊陰絡巽

宮，第五日遊中宮，第六日遊新絡乾宮，第七日遊倉果兌宮，第八日遊天留艮宮，第九日遊上天離宮，第十日又返回葉蟄宮開始第二輪遊行。如此經過五個小週期用時45日（9×5），第46日再回到葉蟄宮（1日、10日、19日、28日、37日、46日都在葉蟄宮）。故又說：

太一日遊，以冬至之日，居葉蟄之宮，數所在日，從一處，至九日，復返於一，常如是無已，終而復始。

然後從第47日開始移居天留宮46日，按照這種方法遷移完八宮，合計366天。

從小週期看，太一不可能是北極星。應是「一陰一陽之謂道」的道，即太陽。司馬遷《史記・樂書》記載漢朝在祭祀「太一」時常唱：春歌《青陽》，夏歌《朱明》，秋歌《西皞》，冬歌《玄冥》。即唱四季歌，反映的是太陽周年運動規律。《史記・封禪書》則記載漢武帝在冬至日禮祠「太一」。葉舒憲經過考察說：「太一祭儀的本來面目似應追溯到史前時代的太陽神崇拜儀式活動，其本義是藉助於人類自身的象徵性模擬幫助、促進太陽神的正常運行，確保其應有的光度和熱力，從而保證自然過程和社會活動的正常秩序。」❶ 屈原《九歌》稱作「東皇太一」。總之，「太一」都是指太陽，並加以神格化。

如何觀察氣候的變化呢？《靈樞・九宮八風》說：

太一在冬至之日有變，占在君；太一在春分之日有變，占在相；太一在中宮之日有變，占在吏；太一在秋分

---

❶ 葉舒憲：《中國神話哲學》第5-10頁，中國社會科學出版社，1992年。

之日有變，占在將；太一在夏至之日有變，占在百姓。所
謂有變者，太一居五宮之日，病風折樹木，揚沙石。各以
其所主占貴賤。

據此可知變日當屬於小週期之變，因為這裡出現了
「中宮」。也就是說五日一變，即《素問·六節臟象論》
所說「五日謂之候，三候謂之氣」。一個宮45日為一個半
月，有九候三氣。二至二分指四正方位的宮，再加上中宮
便是原文所說的「五宮」。這五方正宮應五臟。

那麼如何觀察八風呢？《靈樞·九宮八風》說：

是故太一入徙，立（移居）於中宮，乃朝八風以占吉
凶也。

從中宮來觀察八風風向以定吉凶，八風則應八臟。
九宮即《素問·六節臟象論》所說的「九九制會」，從中
宮來觀察八風風向以定吉凶，即《素問·六節臟象論》
所說「立端於始，表正於中」。端指歲首，即冬至節。
立端，即定歲首。所以《說文解字》：「中，內也。從
口、丨，上下通。𠂤，古文中。𠔻，籒文中。」「口」像
大地，「丨」像一根立杆，下面的「≈」像具有方向性變
化移動的日影，故「中」有插杆在地以測日影之象，根據
日影長短定吉凶。上面的「≈」是飄帶以候風向，根據風
向定吉凶。

一個歲首，一個年首，是曆法的必備內容，歲首定日
影，年首定虛風。所以《靈樞·歲露論》就依據歲首和
年首判斷氣候變化與發病情況，謂：

此八正之候也……候之奈何？……常以冬至之日，

太一立於葉蟄之宮，其至也，天必應之以風雨者矣。……
（如《易緯·通卦驗》詳細記載了古人考察測定冬至、
夏至兩個回歸點的科學態度，謂：「冬至之日立八神樹、
八尺之表，日中規其晷之如度者，則歲美、人民和順；晷
不如度者，則其歲惡、人民為讒言、政令為之不平；晷進
則水，晷退則旱，進尺二寸則月食，退尺則日食；……晷
不如度數則陰陽不和，舉錯不得發號出令、置官立吏，使
民不得其時；則晷為之進退，風雨寒暑為之不時……」）

　　虛邪入客於骨而不發於外，至其立春，陽氣大發，腠
理開，因立春之日，風從西方來，萬民又皆中於虛風，此
兩邪相搏，經氣結代者矣。故諸逢其風而遇其雨者，命曰
遇歲露焉，因歲之和，而少賊風者，民少病而少死。歲多
賊風邪氣，寒溫不和，則民多病而死矣……

　　虛邪之風……候之奈何？……

　　正月朔日，太一居天留之宮，其日西北風，不雨，人
多死矣。

　　正月朔日，平旦北風，春，民多死。

　　正月朔日，平旦北風行，民病多者，十有三也。

　　正月朔日，日中北風，夏，民多死。

　　正月朔日，夕時北風，秋，民多死。終日北風，大病
死者十有六。

　　正月朔日，風從南方來，命曰旱鄉；從西方來，命曰
白骨，將國有殃，人多死亡。

　　正月朔日，風從東方來，發屋，揚沙石，國有大災
也。

正月朔日，風從東南方行，春有死亡。

正月朔日，天和溫不風糶賤，民不病；天寒而風，糶貴，民多病。

此所謂候歲之風，殘傷人者也。

二月丑不風，民多心腹病；

三月戌不溫，民多寒熱；

四月巳不暑，民多癉病；

十月申不寒，民多暴死。

諸所謂風者，皆發屋，折樹木，揚沙石起毫毛，發腠理者也。

太一居「天留宮」立春日的「正月朔日」指年首，而且是平氣年。

歲首測日影，重日地關係，候氣。

年首候八風，重日月地關係，察氣的流動方向，候風。

一年四分為五方正位，重五行。

一年六分通六律，重陰陽。

一年八分為八節，重風。

C. 運氣圖

《素問‧五運行大論》說：

天地者，萬物之上下；左右者，陰陽之道路，未知其所謂也。

岐伯曰：所謂上下者，歲上下見，陰陽之所在也。

左右者，諸上見厥陰，左少陰，右太陽；

見少陰，左太陰，右厥陰；

見太陰，左少陽，右少陰；

見少陽，左陽明，右太陰；

見陽明，左太陽，右少陽；

見太陽，左厥陰，右陽明；

所謂面北而命其位，言其見也。

何謂下……厥陰在上，則少陽在下，左陽明，右太陰；

少陰在上，則陽明在下，左太陽，右少陽；

太陰在上，則太陽在下，左厥陰，右陽明；

少陽在上，則厥陰在下，左少陰，右太陽；

陽明在上，則少陰在下，左太陰，右厥陰；

太陽在上，則太陰在下，左少陽，右少陰；

所謂面南而命其位，言其見也。

據此人們繪製成如圖3－4所示：

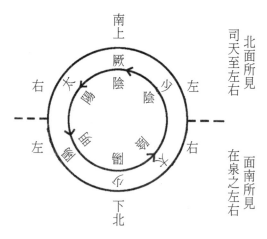

圖3－4　面北面南相合六氣圖

　　對這個圖，大家多看不懂。不知其「面北」「面南」是什麼意思。然而當我們把這個圖結構解剖分析一下，就會明白其來源了。

　　對北半球來說是厥陰司天，而南半球則是少陽在泉。由此可以知道「面北」「面南」方向相反的原因了。再者，太陽在冬至點從南回歸線向北回歸線運行，到達北回歸線夏至點時開始反向運行，由北回歸線開始向南回歸線運行，變成了相反方向，這也是「面北」「面南」的原因之一。

　　太陽的視運動是東升西落。站在北半球地球的自轉自西往東，面北看，以人身為參照物，則太陽右升左落，而地球自轉則是自左向右。或曰「對地球上的觀測者來說，日右旋一周天。

　　按古代的傳統，太陽應從北方冬至點開始起算，向西、向南、向東運行一周，又回到北方。這樣日在北為冬，日在南為夏，日在西為春，日在東為秋」，「從相對運動可知，太陽的右旋，對應著地球的左旋。即若視太陽為相對靜止，則地球左轉的方向是由北而東而南而西，回到北方。這樣，地球的冬至對應點在春季左轉到東方，秋季又左轉到西方」。❶

　　故《素問・五運行大論》說「上者（太陽）右行，下者（地球）左行，左右周天，餘而復會也」。

---

❶ 鄭軍《太極太玄體系》第82頁，中國社會科學出版社，1992年。

　　就周年太陽視運動來說，不同於周日視運動，二者方向相反。周年太陽視運動是逆時針方向左旋，而地球與之相反，是順時針方向右轉。

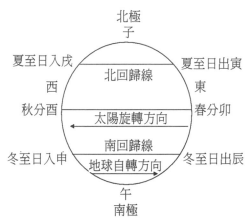

圖3－5　北半球太陽視運動回歸圖

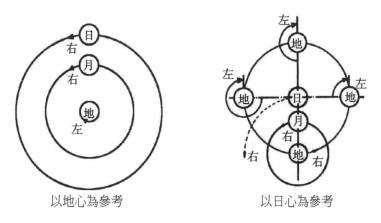

圖3－6　天右旋地左旋圖

　　《素問・五運行大論》稱作「上者右行，下者左行」。或稱「天氣右行，地氣左行」。

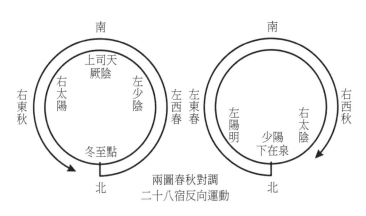

圖3－7　面南面北視圖

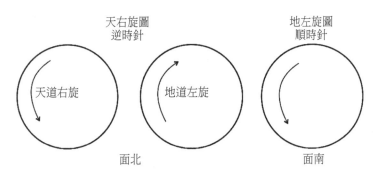

圖3－7　面南面北視圖

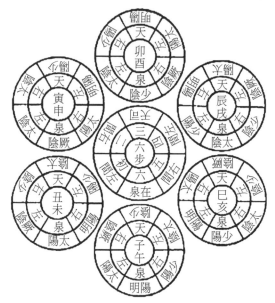

圖3－8　司天在泉圖

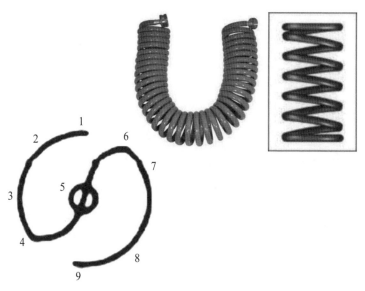

圖3－9　螺旋運動展開示意圖

2. 月地關係

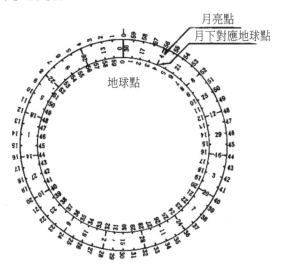

月亮點
月下對應地球點
地球點

圖3－10　一月亮遠地點回歸周內月亮點與月下地球點的對應關係（鄭軍）

表3－1　一月亮遠地點回歸周內月亮點與月下地球點的對應關係（鄭軍）

甲子六十年中各年開始的月亮點、月下地球對應點和回歸周

年次	干支	初始月亮點	對應地球點	回歸周
1	甲子	00	00	1
2	乙丑	53	38	2
3	丙寅	46	16	3
4	丁卯	39	54	4
5	戊辰	32	32	5
6	己巳	25	10	6
7	庚午	18	48	7
8	辛未	11	26	8

年次	干支	初始月亮點	對應地球點	回歸周
9	壬申	04	04	
10	癸酉	57	42	9
11	甲戌	50	20	10
12	乙亥	43	58	11
13	丙子	36	36	12
14	丁丑	29	14	13
15	戊寅	22	52	14
16	己卯	15	30	15
17	庚辰	08	08	16
18	辛巳	01	46	
19	壬午	54	24	17
20	癸未	47	02	18
21	甲申	40	40	19
22	乙酉	33	18	20
23	丙戌	26	56	21
24	丁亥	19	34	22
25	戊子	12	12	23
26	己丑	05	50	
27	庚寅	58	28	24
28	辛卯	51	06	25
29	壬辰	44	44	26
30	癸巳	37	22	27
31	甲午	30	00	28
32	乙未	23	38	29
33	丙申	16	16	30
34	丁酉	09	54	31

年次	干支	初始月亮點	對應地球點	回歸周
35	戊戌	02	32	
36	己亥	55	10	32
37	庚子	48	48	33
38	辛丑	41	26	34
39	壬寅	34	04	35
40	癸卯	27	42	36
41	甲辰	20	20	37
42	乙巳	13	58	38
43	丙午	06	36	
44	丁未	59	14	39
45	戊申	52	52	40
46	己酉	45	30	41
47	庚戌	38	08	42
48	辛亥	31	46	43
49	壬子	24	24	44
50	癸丑	17	02	45
51	甲寅	10	40	46
52	乙卯	03	18	
53	丙辰	56	56	47
54	丁巳	49	34	48
55	戊午	42	12	49
56	己未	35	50	50
57	庚申	28	28	51
58	辛酉	21	06	52
59	壬戌	14	44	53
60	癸亥	07	22	

（二）四季變化

1. 一年有四季

地球上的四季首先表現為一種天文現象，不僅是溫度的週期性變化，而且是晝夜長短和太陽高度的週期性變化。當然晝夜長短和正午太陽高度的改變，決定了溫度的變化。四季的遞變全球不是統一的，北半球是夏季，南半球是冬季；北半球由暖變冷，南半球由冷變熱。

2. 四季劃分

(1)四季是根據晝夜長短和太陽高度的變化來劃分的。在四季的劃分中，以太陽在黃道上的視位置為依據，以二分日、二至日或以四立日為界限。但是，東西方各國在劃分四季時所採用的界限點是不完全相同的。

(2)第一種分類法：我國傳統的四季劃分方法，是以二十四節氣中的四立作為四季的始點，以二分和二至作為中點的。如春季立春為始點，太陽黃經為315°，春分為中點，立夏為終點，太陽黃經變為45°，太陽在黃道上運行了90°。這是一種傳統的，常見的方法。

(3)第二種分類法：天文學分類法（即西方分類法）。四季劃分更強調四季的氣候意義，是以二分二至日作為四季的起始點的，如春季以春分為起始點，以夏至為終止點。這種四季比我國傳統劃分的四季分別遲了一個半月。

3. 天地氣交

天地氣交，泛指天氣和地氣的交會。《素問‧四氣調神大論》：「夏三月，此為蕃秀。天地氣交，萬物華實。」王冰注：「夏至四十五日，陰氣微上，陽氣微下，由是則天地氣交也。」張志聰注：「天地氣交，陽氣施化，陰氣結成，成化相合，故萬物華實。」天地交泰，萬物化生。

天地氣交之後所產生的「氣」，《內經》稱作五運六氣。

學習五運六氣重要的是掌握時間週期的分段，簡稱「時段」。而分佈在不同時段內的運或氣，屬於不同層次的五運或六氣。各個層次的五運或六氣都發生在固定的時段或空間內。這種分佈五運六氣的時段或空間，《內經》稱之為「氣位」。凡是分佈在以六為節（即週期六分法）的氣位上的氣，比如十二支紀年與六季所主之氣，就是「六氣」。凡是分佈在以五為制（即週期五分法）的氣位上的氣，比如十干紀年、紀日、四時、地理五方等所主的氣，就是「五運」。

五運和六氣都有穩定的一面也有變化的一面。如主運是穩定的，客運是可變的。主氣是穩定的，而客氣是可變的。在相同時段客與主的重疊，稱為「加臨」。如中客運與主運，客氣與主氣。

五運六氣，來自「天六地五」。《國語‧周語下》說：「天六地五，數之常也。」韋昭《注》：「天有六甲，地有五子。」即是說干支相配六十為一循環，其中天干循

環六次，地支循環五次，故云「天六地五」為常數。「天六」與天道有關，「地五」與地道有關。即《素問‧天元紀大論》所說：「天以六為節，地以五為制。周天氣者，六期為一備；終地紀者，五歲為一周。……五六相合，而七百二十氣為一紀，凡三十歲，千四百四十氣，凡六十歲，而為一周，不及太過，斯皆見矣。」屬於《內經》天圓地方說。

天圓之「天六」，與天之「六合」有關，有兩種標記法：

第一，足三陰三陽經標記法

《靈樞‧陰陽系日月》：「寅者，正月之生陽也，主左足之少陽；未者，六月，主右足之少陽。卯者，二月，主左足之太陽；午者，五月，主右足之太

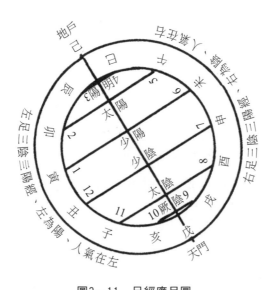

圖3-11　足經應月圖

陽。辰者，三月，主左足之陽明；巳者，四月，主右足之陽明。此兩陽合於前，故曰陽明。申者，七月之生陰也，主右足之少陰；丑者，十二月，主左足之少陰；酉者，八月，主右足之太陰；子者，十一月，主左足之太陰；戌者，九月，主右足之厥陰；亥者，十月，主左足之厥陰。此兩陰交盡，故曰厥陰。」

第二，季節標記法

《淮南子・時則訓》：「六合：孟春與孟秋為合，仲春與仲秋為合，季春與季秋為合，孟夏與孟冬為合，仲夏與仲冬為合，季夏與季冬為合。」即把十二月的陰陽相合稱為「六合」，這種解釋頗值得重視。如果用十二地支標示十二個月，這「六合」就成了《淮南子・天文訓》說的「六府」。《淮南子・天文訓》：「何謂六府？子午、

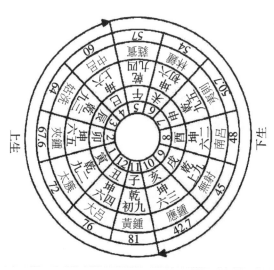

圖3－12　音律納十二月圖

丑未、寅申、卯酉、辰戌、巳亥是也。」而《素問·天元紀大論》說：「子午之歲，上見少陰；丑未之歲，上見太陰；寅申之歲，上見少陽；卯酉之歲，上見陽明；辰戌之歲，上見太陽；巳亥之歲，上見厥陰。」於此就變成了五運六氣中的「三陰三陽」。

十二月通於「六律」，陽六月為律，陰六月為呂，律呂合為六合，通稱六律。《內經》明確表示，「六律」通於「六腑」。《靈樞·邪客》：「天有六律，人有六腑」；《靈樞·經別》：「人之合於天地道也，內有五臟，以應五音、五色、五時、五味、五位也。外有六腑，以應六律，六律建陰陽諸經，而合之十二月、十二辰、十二節、十二經水、十二時、十二經脈者，此五臟六腑之所以應天道。」可見，五運六氣之名與「天六地五」有關。

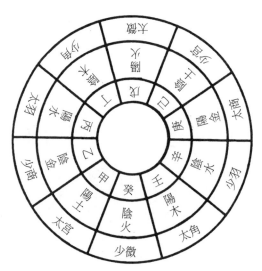

圖3-13　五音建運太少相生圖

《呂氏春秋‧音律》：「天地之氣，合而生風，日至則月鍾其風，以生十二律。」並詳細論述了十二律與五音——角、徵、宮、商、羽的關係，故《內經》五運六氣理論提出了「五音建運」理論。《運氣論奧》說：「五音變而周，乃十二辰，各含五音，則成三十位，而遍六十甲子也。」故《淮南子‧本經訓》說：「風雨之變，可以音律知也。」

4. 一年有六氣

《黃帝內經》將一年劃分為六個等分時間段落，稱作六步，或六間氣，每步為兩個月。而氣又分為六主氣和六客氣，六氣的劃分以時令節氣為依據。

(1) 主 氣

主氣以四季順序分為風、熱、火、濕、燥、寒六氣，以地球自轉為依據，所以此順序年年不變，謂：

初之氣，厥陰風木，

二之氣，少陰君火，

三之氣，少陽相火，

四之氣，太陰濕土，

五之氣，陽明燥金，

終之氣，太陽寒水。

一看便知，此主氣是以《臟氣法時》為主的。

(2) 客 氣

客氣是以地球繞太陽公轉為依據，以「一陰一陽之謂道」，按照陰陽「量」的多少來劃分，稱作「三陰三

陽」,「一陰」劃為一陰、二陰、三陰,「一陽」劃為一陽、二陽、三陽,這三陰三陽為標,風熱火濕燥寒六氣為本。

(3) 六氣的開始時間

五運六氣基本理論的要點是推算五運和六氣,推算五運和六氣的基本條件是有一個開始點,沒有始點就無法推算,始點錯了,就全盤錯了。大家知道,六氣必須是在一年之中的六氣,所以這個始點必須符合,既是年首,又是春季之首的條件。

關於五運六氣學說中的六氣開始時間,唐代王冰注謂始於大。如王冰注《素問·六節藏象論》「皆歸始春」時說:「始春,謂立春之日也。春為四時之長,故候氣皆歸於立春前之日也。」又注:「凡氣之至,皆謂立春前十五日,乃候之初也。」立春前十五日,即是「大寒」節。王冰注《素問·六微旨大論》「天之六氣」一節:「初之氣,起於立春前十五日,餘二、三、四、五、終氣次至,而分為六十日餘八十七刻半。」又注:「風之分也,即春分前六十日有奇,自斗建丑正至卯之中,初之氣也。」春分前六十日,即「大寒」節。

自王冰提出六氣開始於大寒說（桂林古本《傷寒雜病論》亦持此說）,後人多宗之,可是《內經》無此說。《內經》卻明確提出六氣始於農曆每年的正月初一。如《素問·六元正紀大論》說:「夫六氣者,行有次,止有位,故常以正月朔日平旦視之,覩其位而知其所在矣。運有餘,其至先;運不及,其至後。此天之道,氣之常也。

運非有餘，非不足，是謂正歲，其至當其時也。」《靈樞・歲露論》也提到過正月朔日，謂：「正月朔日，平旦北風，春，民多死。……正月朔日，日中北風，夏，民多死。正月朔日，夕時北風，秋，民多死。終日北風，大病死者十有六。」以正月朔日候風來判斷一年的災異，說明這天確實是一年的開始。

經文說得明明白白，六氣的次序和氣位，要以「正月朔日」為始點。《素問・至真要大大論》說：「初氣終三氣，天氣主之；四氣盡終氣，地氣主之。」《素問・六元正紀大論》又說：「歲半以前，天氣主之；歲半以後，地氣主之。」說明六氣是在一年之中，六氣的始點應從一年的「正月朔日」開始，這是「天之道，氣之常」，就是說，它是有天文背景的。這是農曆，也稱夏曆，建寅。沒

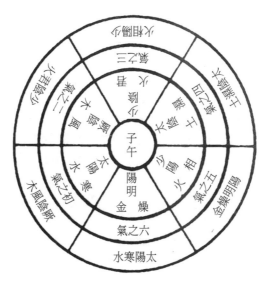

圖3-14 主 氣

有確證的理由推翻《內經》之說，不能另用大寒說。

　　《素問・六節藏象論》說：「五運相襲，而皆治之，終期之日，週而復始；時立氣布，如環無端，候亦同法。故曰：不知年之所加，氣之盛衰，虛實之所起，不可以為工矣。帝曰：五運之始，如環無端，其太過不及何如？岐伯曰：五氣更立，各有所勝，盛虛之變，此其常也。帝曰：平氣何如？岐伯曰：無過者也。帝曰：太過不及奈何？岐伯曰：在經有也。帝曰：何謂所勝？岐伯曰：春勝長夏，長夏勝冬，冬勝夏，夏勝秋，秋勝春。所謂得五行時之勝，各以氣命其藏。帝曰：何以知其勝？岐伯曰：求其至也，皆歸始春，未至而至，此謂太過，則薄所不勝，而乘所勝也，命曰氣淫，不分邪僻內生工不能禁；至而不至，此謂不及，則所勝妄行，而所生受病，所不勝薄之也，命曰氣迫。所謂求其至者，氣至之時也，謹候其時，氣可與期，失時反候，五治不分，邪僻內生，工不能禁也。帝曰：有不襲乎？岐伯曰：蒼天之氣，不得無常也；氣之不襲，是謂非常，非常則變矣。帝曰：非常而變奈何？岐伯曰：變至則病，所勝則微，所不勝則甚，因而重感於邪，則死矣。故非其時則微，當其時則甚也。」

　　《素問・五運行大論》說：「五氣更立，各有所先，非其位則邪，當其位則正。帝曰：病生之變何如？岐伯曰：氣相得則微，不相得則甚。」

　　《素問・五常政大論》說：「不知年之所加，氣之同異，不足以生化。」

　　《素問・六元正紀大論》說：「先立其年，以明其

氣，金木水火土運行之數，寒暑燥濕風火臨御之化，則天道見，民氣可調，陰陽卷舒，近而無惑，數之可數者，請遂言之。」

經文告訴我們，判斷五運的太過、不及、平氣的關鍵在於「始春」。而《內經》對春天的解釋有兩種：

一是從立春到立夏為春天，如王冰注「始春」，謂春始於立春日。這是以太陽運動規律所劃分的節氣。太陽運動是六氣劃分的依據。

二是以農曆正月二月三月為春天，稱為「春三月」，此始於正月朔日。這是以朔望月運動規律所劃分的月份。

在傳世農曆的曆元年，這二種春天的始點皆在立春日，即正月初一合於立春日。其後則有差錯，過60年就又重合於始點。這二種春天時段的調諧，就是日月運動週期的調諧，也就是五運與六氣的調諧。據此才能真正解釋清楚「求其至也，皆歸始春」的意思，「皆」字概括春的二種含義。就是說，五運與六氣都要以「始春」為基準日（在曆元年，主運與主氣「皆」始於立春），才能測量太過，平氣及不及，即早至或遲至。這在《內經》是有明確闡述的。

再從《史記・天官書》《漢書・天文志》等同期或以前的文獻記載看，歲首只有陰陽合曆的夏正建寅（正月）（顓頊曆也以立春為歲首）、殷正建丑（臘月）、周正建子（冬至）及太陽曆的立春四說。大寒節是殷曆的歲首，不是春季之首，不符合六氣始點的條件。

從氣候溫度說，太陽運行到南回歸線，是天道最寒

冷的冬至日，即黃道上的冬至點，其陽氣內藏不出。然天地之氣相差「三十度有奇」，地道最寒冷的日子不在冬至日，而在大寒日，也是陽氣內藏不出的時間，天寒地凍，冰封萬里。大寒是地道最寒時，在三九天，不可能是春季的開始。天道一陽生於冬至，地道一陽生於大寒，尚屬於潛藏期。春天必須是陽氣上升的時候，開始於立春時間。如《素問·脈要精微論》說：「冬至四十五日，陽氣微上，陰氣微下；夏至四十五日，陰氣微上，陽氣微下。」故夏曆定太陽所在冬至點為「子正」，定立春日為「甲寅曆元」（曆元。中國古代曆學極重視日月五星七曜的集合週期，不像西方曆法只管太陽週期），即春天的開始。

《內經》還指出，農曆的正月在寅不在丑，丑月的兩個節氣是小寒、大寒，寅月的兩個節氣是立春、雨水（最早為驚蟄），所以本年的六氣開始之時絕對不在大寒。《靈樞·歲露論》說「正月朔日，太一居天留之宮」，天留宮起於立春，不在大寒。

大家查一下萬年曆可以知道，陰曆年正月初一約有40％落在大寒和立春之間及60％落在立春和雨水之間，所以將五運六氣的一年開始定於大寒是不合理的，《內經》定於陰曆正月初一是合理的。

(4) 主客加臨

中國古代宇宙觀以地心說為主，坐地觀天，以地氣為主氣，以天氣為客氣，天氣加臨於主氣，稱作主客加臨。

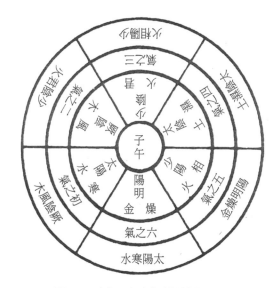

圖3－15(1)　主客氣推演圖

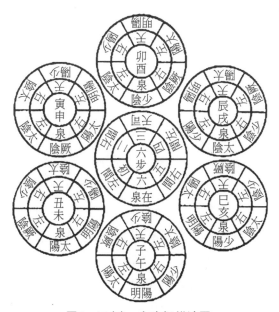

圖3－15(2)　主客氣推演圖

5. 五　運

《內經》根據《太始天元冊》經載：「甲己之歲，土運統之；乙庚之歲，金運統之；丙辛之歲，水運統之；丁壬之歲，木運統之；戊癸之歲，火運統之。」「臣覽《太始天元冊》文，丹天之氣經於牛女戊分，黅天之氣經於心尾己分，蒼天之氣經於危室柳鬼，素天之氣經於克氐昂畢，玄天之氣經於張翼婁胃。所謂戊己分者，奎壁角軫，則天地之門戶也。」

上文說明，五運來源於十天干，「天綱圖」中的天干位置來源於「月體納甲圖」，「月體納甲圖」來源於日月地三體系運動規律，而十天干化五運來源於日月運動特徵點封閉週期。其最顯著的是甲子60歷年的朔望月月亮特徵點的變化。

從月體納甲圖可以看出，十天干分佈在五方，五方配五行，五行配五色，故《太始天元冊》用五色標示，但與五色氣沒有本源關係，所以稱為「五氣經天圖」不妥當。這是一幅面南觀天圖，不是面北「夜觀北極天象」圖，所以不是北極光。

首甲定運，就是從十五滿月時開始，這時的滿月在東方，故定甲於東方。

至此可以知道，衡量五運六氣學說是否科學與正確，應根據氣象、時空變化及人體疾病是否與日月地位置、位相的時空變化有對應關係來確定。如果天象、氣象、人象這三者確是對應的，則運學學說就不僅是科學的，而且是

非常實用的；如果這三者完全沒有對應關係，那麼運氣學說就成了無源之水，無根之木。

近年來天地生綜合研究已經揭示，天、地、生、人確有對應關係。因此，當今的中醫就有責任吸取兩千多年來科學上的一系列新成就，來豐富和發展運氣學說，使之更為準確、更為精確，進而發展中醫，發展中國特有的各種長期預測學。

(1) 主　運

第一，　主運概念

古人把一年按五季劃分為五個時間段，配應五臟五行及地五方，它反映一年五季（五季配五臟）氣候的正常變化，年年如此，固定不變，故稱為主運。

第二，　主運起始時間

五運的初運開始於什麼時候呢？《素問·六節藏象論》說：「五運之始……求其至也，皆歸始春。」《內經》春有兩種含義：一是用太陽曆從立春到立夏為春天，以此曆初運始於立春，這是以太陽運動規律劃分的季節；二是用農曆正月二月三月稱「春三月」，以此曆始於正月朔日，這是以朔望月運動規律劃分的月份。

但以農曆為主，朔望月運動是五運劃分的依據，因為《素問·六元正紀大論》說：「夫六氣者，行有次，止有位，故常以正月朔日平旦視之，覩其位而知其所在矣。運有餘，其至先；運不及，其至後。此天之道，氣之常也。運非有餘，非不足，是謂正歲，其至當其時也。」《靈樞·歲露論》也提到過正月朔日，謂：「正月朔日，平旦

北風，春，民多死。……正月朔日，日中北風，夏，民多死。正月朔日，夕時北風，秋，民多死。終日北風，大病死者十有六。」以正月朔日候風來判斷一年的災異，說明這天確實是一年的開始。

經文說得明明白白，五運和六氣的次序和氣位，要以「正月朔日」為始點，只有在曆元年太陽曆和農曆同時起始於立春日。

第三，　主運的基本規律

主運分主一年五季，每運長73日零25刻，依五行相生的順序，初始於木運應春，二運應夏火，三運應長夏土，四運應秋金，終運應冬水，年年不變。

第四，　主運的氣候特性

主運的氣候變化是依主運五行相生的順序而變化，初運木運主風，二運火運主熱，三運土運主濕，四運金運主燥，終運水運主寒。故《素問・天元紀大論》說：「天有五行，御五位，以生寒暑燥濕風。人有五臟，化五氣，以生喜怒思憂恐。論言五運相襲而皆治之，終期之日，週而復始。」

第五，　主運推算方法

但每年的主運五步卻有太過、不及的變化。在推算時，必須運用「五音建運」「太少相生」及「五步推運」的方法。

A.五音建運

前文已經介紹，季節與「六律」有關，《呂氏春秋・音律》說：「天地之氣，合而生風，曰至則月鍾其風，

以生十二律。」並詳細論述了十二律與五音——角、徵、
宮、商、羽的關係，故《內經》五運六氣理論提出了「五
音建運」理論。《運氣論奧》說：「五音變而周，乃十二
辰，各含五音，則成三十位，而遍六十甲子也。」《淮南
子・本經訓》說：「風雨之變，可以音律知也。」

張景岳論述了五音的意義及其建運情況，謂：「五音
者，五行之聲音也。土曰宮，金曰商，水曰羽，木曰角，
火曰徵。晉書曰：角者，觸也，象諸陽氣觸動而生也，其
化丁壬。徵者，止也，言物盛則止也，其化戊癸。商者，
強也，言金性堅強也，其化乙庚。羽者，舒也，言陽氣將
復，萬物將舒也，其化丙辛。宮者中也，得中和之道，無
往不畜。」（《類經圖翼・五音建運圖解》）

說明五音之性可以代表五運，用角代表木運，用徵代
表火運，用宮代表土運，用商代表金運，用羽代表水運。

表3-2　五音與五運關係表

木　運	火　運	土　運	金　運	水　運
角	徵	宮	商	羽

B.太少相生

但運分五音太少，那麼哪些年份始於太角，哪些年
份始於少角呢？根據《素問・六元正紀大論》「太角」
和「少角」為「初正」「太羽」和「少羽」為「終」的記
載，現將主運太少與年份的關係列表於下：

表3-3　主運太角少角起始五分表

紀　　年	主　　運				
	初運木	二運火	三運土	四運金	五運水
壬、癸、甲、乙、丙	太角初正	少徵	太宮	少商	太羽終
丁、戊、己、庚、辛	少角初正	太徵	少宮	太商	少羽終

C.五運推算

　　其推算方法是以中運為基準。如庚年中運為太商，按太少相生的原理逆推之，生太商者為少宮，生少宮者為太徵，生太徵者為少角，所以庚年主運的初運為少角，餘四主運則按太少五行相生規律排下去，二運火為太徵，三運土為少宮，四運金為太商，五運水為少羽。其他年份的推算仿此。主運以地球自轉為主，是位週期。

表3-4　主運五步推算表

年干	初運　　二運　　三運　　四運　　終運	季節
甲	太角 → 少徵 → 太宮 → 少商 → 太羽	春
乙	太角 → 少徵 → 太宮 → 少商 → 太羽	
丙	太角 → 少徵 → 太宮 → 少商 → 太羽	夏
丁	少角 → 太徵 → 少宮 → 太商 → 少羽	
戊	少角 → 太徵 → 少宮 → 太商 → 少羽	長夏
己	少角 → 太徵 → 少宮 → 太商 → 少羽	
庚	少角 → 太徵 → 少宮 → 太商 → 少羽	秋
辛	少角 → 太徵 → 少宮 → 太商 → 少羽	

年干	初運　二運　三運　四運　終運	季節
壬	太角 → 少徵 → 太宮 → 少商 → 太羽	冬
癸	太角 → 少徵 → 太宮 → 少商 → 太羽	

　　由此可以看出，五運之治，太角壬統五運，少角丁統五運。壬癸甲乙丙五年主運初運皆太角，終運皆太羽。客運則以壬癸甲乙丙回環，初運為中運。丁戊己庚辛五年主運初運皆少角，終運皆少羽。客運則以丁戊己庚辛五運回環，初運為中運。而壬丁直生不環，故曰「正」。自壬至丙五運為一周，自丁至辛五運也為一周，所謂地以五為制，終地紀者，五歲為一周，此之謂也。❶ 現將五運十年繪圖於下（圖3-16）：

　　從A圖中可以看出，太角五者應左為陽，少角五者應右為陰。五運十年可以分成太角與少角兩儀。兩儀各為一週期在不停地做換循環運動。五年一小週期，十年一大週期。就是說，在十年週期中，有連續五年的主運初運是太角，連續五年的主運初運是少角。

　　按《素問・金匱真言論》所說，夏秋病發於陽、冬春病發於陰的論述，五少初運年當病發於陽，五太初運年當病發於陰。

　　主運五步合地之五方，五方加上四維則為九方，於是「地以五為制」即變為「地以九九為制」。《素問・五運行大論》說「黃帝坐明堂，始正天綱，臨觀八極，考建五

❶ 陸儋辰、陸正齋原著，王益謙整理：《運氣辨與臨證錄》第61頁、14頁，上海中醫學院出版社，1987年。

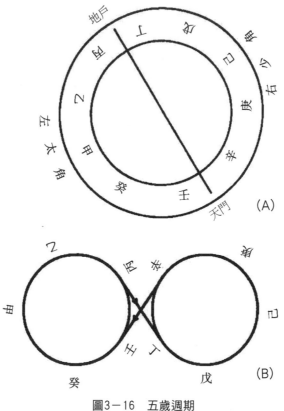

圖3-16　五歲週期

常」，這居中之明堂而觀八方，即言「九九為制」。九以應地九州之分野。《靈樞・九針論》論述了人身形體與九野相應的情況。

地分九野而合洛書九宮，上應月亮所行九道。月亮所行九道的實象見於月體納甲圖，說明月行九道納甲法，正是五方五行天干配屬的來源。

以「地以五為制」的理論模型是河圖，以「地以九九制會」為理論模型是洛書。

(2) 客　運

① 客運概念

客運與主運相對而言，也是主時之運，但因其十年之內年年不同，如客之來去，故名客運。

② 客運基本規律

客運一年五季中氣候的異常變化規律，與主運共同主持著每年五步的每一步。每年的客運也分為木運、火運、土運、金運、水運五種。客運與主運的相同點是：五運分主五時，每運各主七十三日零五刻；均按五行相生之序，太少相生，五步推運。二者的不同點在於客運隨著歲運而變，年年不同而後退一位，而主運則始於春角，終於冬羽，年年不變。主運是本相位週期，客運是封閉週期。

③ 客運的推算方法

第一，先以年干定歲運（也叫中運），歲運年的五音太少，就是該年客運的初運，然後循五運五行相生的次序生出一年的五運。在十年之間，每一年天干不同，初運就不同，因而每年的五客運就年年不同，十年一週期。

第二，次按五音太少相生求出其他四步及其太少。不過每年的五客運順序，只有丁壬木運年是按五音太少相生排列的，其餘火運、土運、金運、水運八年的五客運順序的推算法有順有逆。《素問‧六元正紀大論》對此有詳細記載，清單說明於下：

從表3－5可以看出，甲年客運的初運為太宮，太宮生少商為二運，少商生太羽為三運，若按太少相生順推序當為太羽生少角，但經文記載為太角，而不是少角，是逆

表3－5　客運五分表

五客運		初　運	二　運	三　運	四　運	終　運
太角	壬年	太角(初正)	少徵(癸)	太宮(甲)	少商(乙)	太羽(丙終)
	癸年	少徵	太宮(甲)	少商(乙)	太羽(丙終)	太角(壬初)
壬所 統五 客運	甲年	太宮	少商(乙)	太羽(丙終)	太角(壬初)	少徵(癸)
	乙年	少商	太羽(丙終)	太角(壬初)	少徵(癸)	太宮(甲)
	丙年	太羽(終)	太角(壬初)	少徵(癸)	太宮(甲)	少商(乙)
	丁年	少角(初正)	太徵(戊)	少宮(己)	太商(庚)	少羽(辛終)
少角 丁所 統五 客運	戊年	太徵	少宮(己)	太商(庚)	少羽(辛終)	少角(丁初)
	己年	少宮	太商(庚)	少羽(辛終)	少角(丁初)	太徵(戊)
	庚年	太商	少羽(辛終)	少角(丁初)	太徵(戊)	少宮(己)
	辛年	少羽(終)	少角(丁初)	太徵(戊)	少宮(己)	太商(庚)

推後兩運的。即生太宮的是少徵，生少徵的是太角。說明主運和客運都是受丁壬太少兩分統轄的，將十年大週期分成兩個五年小週期。

　　若乙太羽和少羽的變化作圖如下（圖3－17），可看出其變化是一對旋臂，一個旋臂為陰，一個旋臂為陽。這與主運初運一半是太角，一半是少角相一致。

　　在十年週期中的客運，每年都在輪轉變化，所以我們稱客運為變法。但從十年週期來說，這又是變法中的常法，有一定的規律，是相對固定的。客運的這種常變法，

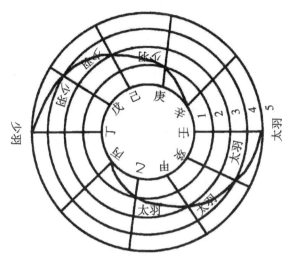

圖3-17　客運太少兩分圖
說明：此圖內圈十天干處是客運每
年的初運，往外數第2圈為二運，第3
圈為三運，第4圈為四運，第5圈為五運。

是由中運的有餘或不足造成的。

　　在客運中應特別引起我們注意的，是氣不承襲現象。
例如：甲年土運，客運的三運為太羽，四運為太角，乙太
生太，不符合太少相生的規律，因此就產生了氣不承襲現
象。

(3) 主客加臨

　　主運是五運的常法，客運是五運的變法，在我們掌握
了主運的常法和客運的變法基礎上，就能知常而達變，執
常而御變，從而推算出五運客主加臨所發生的變化，這才
是五運真正的變法。

　　《素問・六節藏象論》說：「五運相襲，而皆治之，

終期之日，週而復始；時立氣布，如環無端，候亦同法。故曰：不知年之所加，氣之盛衰，虛實之所起，不可以為工矣。帝曰：五運之始，如環無端，其太過不及何如？岐伯曰：五氣更立，各有所勝，盛虛之變，此其常也。帝曰：平氣何如？岐伯曰：無過者也。帝曰：太過不及奈何？岐伯曰：在經有也。帝曰：何謂所勝？岐伯曰：春勝長夏，長夏勝冬，冬勝夏，夏勝秋，秋勝春。所謂得五行時之勝，各以氣命其藏。帝曰：求其至也，皆歸始春，未至而至，此謂太過，則薄所不勝，而乘所勝也，命曰氣淫，不分邪僻內生，工不能禁；至而不至，此謂不及，則所勝妄行，而所生受病，所不勝薄之也，命曰氣迫。所謂求其至者，氣至之時也，謹候其時，氣可與期，失時反候，五治不分，邪僻內生，工不能禁也。帝曰：有不襲乎？岐伯曰：蒼天之氣，不得無常也；氣之不襲，是謂非常，非常則變矣。帝曰：非常而變奈何？岐伯曰：變至則病，所勝則微，所不勝則甚，因而重感於邪，則死矣。故非其時則微，當其時則甚也。」

《素問・五運行大論》說：「五氣更立，各有所先，非其位則邪，當其位則正。帝曰：病生之變何如？岐伯曰：氣相得則微，不相得則甚。」《素問・五常政大論》說：「不知年之所加，氣之同異，不足以生化。」《素問・六元正紀大論》說：「先立其年，以明其氣，金、木、水、火、土運行之數，寒暑燥濕風火臨御之化，則天道見，民氣可調，陰陽卷舒，近而無惑，數之可數者，請遂言之。」經文告訴我們，判斷五運的太過、不及、平氣的

關鍵在於「始春」。「皆」字概括春的二種含義見前文。就是說，五運與六氣都要以「始春」為基準日（在曆元年，主運與主氣「皆」始於立春），才能測量太過、平氣及不及，即早至或遲至。這在《內經》是有明確闡述的。

在夏曆和顓頊曆元年，正月朔日合於立春日，即六氣的始點與五運的始點重合，在曆元年之外則有差錯。六氣化生於太陽，二十四節氣的劃分也源於太陽運動，若以立春日為參照基準日，那麼以朔望月運動規律的春天始日「正月朔日」的到來，就有先有後。先於立春者為早春太過，後於立春者為晚春不及，合於立春者為「正歲」平氣。五運化生於月亮，十二月的劃分源於朔望月運動，若以「正月朔日」為參照基準日，也可以說明問題。

① 主運主常， 客運主變， 太少主盛衰

主運五運的階段性氣候是固定不變的，屬常規運轉，故主常。客運在六十年內年年流轉，變化不定，故主變。其相同點是，無論主運或客運，其盛衰可由五音太少表示，太表示盛，少表示衰。

② 客運加臨主運後的盛衰

首先要明白「年之所加」，據「年之所加」定出中運，由中運推算出豐運五運和客運五運。然後：

一、以生剋判盛衰客運生、剋主運，以客運為主；主運生、剋客運，以主運為主。

二、以太少判盛衰客運太臨主運少，則客盛主弱，以客運為主；客運少臨主運太，則主盛客弱，以主運為主。

③ 看是否合時位節氣

當位則為正，不當位則為邪。「太過（強盛）則薄所不勝（即剋我者）而乘所勝（即我剋者）」，「不及（衰弱）則所勝（即我剋者），妄行而所生（即我生者）受病，所不勝（即剋我者）薄之。」當其位，雖病而輕；不當位，病重。時勝邪則病輕，邪勝時則病重。

根據上述規律表解客主加臨情況如下：

表3-6　客運加臨主運表

主　運		初運木太角	二運火少徵	三運土太宮	四運金少商	五運水太羽
	壬	太角	少徵	太宮	少商	太羽
正	癸	少徵	太宮	少商	太羽	太角
客之運所	甲	太宮	少商	太羽	太角	少徵
	乙	少商	太羽	太角	少徵	太宮
加	丙	太羽	太角	少徵	太宮	少商

主　運		初運木少角	二運火太徵	三運土少宮	四運金太商	五運水少羽
	丁	少角	太徵	少宮	太商	少羽
正	戊	太徵	少宮	太商	少羽	少角
客之運所	己	少宮	太商	少羽	少角	太徵
	庚	太商	少羽	少角	太徵	少宮
加	辛	少羽	少角	太徵	少宮	太商

例如壬年木運：

初運客主都是太角，同運相助，故初運風氣盛；

二運主客都是少徵，同運相助，熱氣平而不衰；

三運主客都是太宮，故濕氣盛；

四運都是少商，故燥氣平；

終運主客都是太羽，故寒氣盛。

又如己年土運：

主運初運是少角，客運初運是少宮，少角木剋少宮土，應以主運為主，所以初運風氣為主；

主運二運是太徵，客運二運是太商，太徵火剋太商金，所以二運熱氣為主；

主運三運是少宮，客運三運是少羽，少宮土剋少羽水，所以三運濕氣為主；

主運四運是太商，客運四運是少角，太商金剋少角木，所以四運燥氣為主；

主運終運是少羽，客運五運是太徵，少羽水剋太徵火，少水雖剋不了太火，但也能消其火勢，所以終運氣平。

客運加臨主運並不能單獨形成每年各季的氣候，還必須考慮司天在泉之氣的影響，所以這裡就不列每年的氣候變化了。

（三）五運六氣將中醫標準化

現在有一個觀點認為中醫沒有標準化，其實，這是一種偏見，中醫是有自己標準的，五運六氣將中醫標準化。

我們可以從理論、疾病、技術三方面來論述中醫的標準化。

1. 中醫理論規範化

標準化的中醫理論必須規範化，從理論上去解決「為什麼」的問題，即有一個完整的解釋理論體系。五運六氣理論即具備這個條件，它以「天地合氣」生人的觀念為基礎，創建了一個龐大的「天──地──人三才思維模式」理論體系，去解釋中醫自身的生理、病理、藥理、治療等問題，這個理論體系，理、法、方、藥齊備。五運六氣理論屬於自然科學，即中醫屬於自然科學，可知中醫理論具有科學的規範化，系統性強，具有邏輯性、嚴謹性，不能隨意解釋。其臨床驗證見於《傷寒論》，我們遵此創建了「中醫太極三部六經體系」，將寒溫統一於一體，包納所有中醫辨證論治理論，規範化了中醫理論。如一年分為六氣就有標準範圍劃分，正月二月為初之氣，三月四月為二之氣，五月六月為三之氣，七月八月為四之氣，九月十月為五之氣，十一月十二月為終之氣，超過此標準的就會出現上下升降，遷正退位等問題（《素問·本病論》）。如同世界衛生組織建議使用的血壓標準：凡正常成人收縮壓小於或等於140mmHg，舒張壓小於或等於90mmHg，為正常血壓，高於或低於此標準的為不正常血壓。

西醫的一些規範化，中醫沒有，可是中醫的一些規範化，西醫也沒有，如中醫將五臟系統配應於五季五方的規範化，西醫就沒有。

2. 中醫疾病規律化

中醫疾病規律化,即講中醫發病的規律,解決「是什麼」的問題。非難中醫的人認為,中醫只是經驗醫學,是建立在「個體化」基礎上的,沒有理論體系,缺乏「大樣本」重複性科學實驗。其實五運六氣理論所建起來的樣本要比西醫樣本大得多,是甲子60年「大樣本」,其重複穩定性要比西醫大得多,比如《內經》記載癸未年會發生「金疫」,2003癸未年就發生了。

《素問 · 六元正紀大論》記載的三陰三陽司天之政要發生的事件,今天仍然能重複見到。這些規律是我們祖先從科學實驗中得到的,如《素問 · 五運行大論》謂:「黃帝坐明堂(天人合一建築物),始正天綱(天道大綱),臨觀八極(八方八節),考建五常(五行氣運之常)。」《素問 · 陰陽類論》說:「孟春始至,黃帝燕坐,臨觀八極,正八風之氣。」只不過是實驗方法不同罷了,西醫只是實驗室的微觀實驗,中醫卻是觀天、觀地、察人事的宏觀大實驗。故《內經》說:「善言天者,必有驗於人」,「善言古者,必有合於今」,「善言人者,必有厭於己。」這種重複性是西醫能夠比的嗎?

3. 中醫臨床技術規格化

中醫臨床技術規格化,是解決中醫標準化在臨床應用操作過程的技術問題,解決臨床應用「怎麼辦」的問題。對於那些已經肯定的成熟臨床技術要固定下來,不能因醫

師個人的意願而隨意變更，這在《內經》中有很多記載。
如《素問‧藏氣法時論》五味補瀉說：

病在肝……肝欲散，急食辛以散之，用辛補之，酸瀉
之。病在心……心欲軟，急食鹹以軟之，用鹹補之，甘瀉
之。病在脾……脾欲緩，急食甘以緩之，用甘補之，苦瀉
之。病在肺……肺欲收，急食酸以收之，用酸補之，辛瀉
之。病在腎……腎欲堅，急食苦以堅之，用苦補之，鹹瀉
之。

《素問‧至真要大論》說：

司天之氣，風淫所勝，平以辛涼，佐以苦甘，以甘緩
之，以酸瀉之。熱淫所勝，平以鹹寒，佐以苦甘，以酸收
之。濕淫所勝，平以苦熱，佐以酸辛，以苦燥之，以淡泄
之。濕上甚而熱，治以苦溫，佐以甘辛，以汗為故而止。
火淫所勝，平以酸冷，佐以苦甘，以酸收之，以苦發之，
以酸復之。熱淫同。燥淫所勝，平以苦濕，佐以酸辛，以
苦下之。寒淫所勝，平以辛熱，佐以甘苦，以鹹瀉之。

……

諸氣在泉，風淫於內，治以辛涼，佐以苦；以甘緩
之，以辛散之。熱淫於內，治以鹹寒，佐以甘苦，以酸收
之，以苦發之。濕淫於內，治以苦熱，佐以酸淡，以苦燥
之，以淡泄之。火淫於內，治以鹹冷，佐以苦辛，以酸收
之，以苦發之。燥淫於內，治以苦溫，佐以甘辛，以苦下
之。寒淫於內，治以甘熱，佐以苦辛，以鹹瀉之，以辛潤
之，以苦堅之。

……

厥陰之勝，治以甘清，佐以苦辛，以酸瀉之。少陰之勝，治以辛寒，佐以苦鹹，以甘瀉之，太陰之勝，治以鹹熱，佐以辛甘，以苦瀉之。少陽之勝，治以辛寒，佐以甘鹹，以甘瀉之。陽明之勝，治以酸溫，佐以辛甘，以苦泄之。太陽之勝，治以甘熱，佐以辛酸，以鹹瀉之。

……

邪氣反勝，治之奈何……

風司於地，清反勝之，治以酸溫，佐以苦甘，以辛平之。熱司於地，寒反勝之，治以甘熱，佐以苦辛，以鹹平之。濕司於地，熱反勝之，治以苦冷，佐以鹹甘以苦平之。火司於地，寒反勝之，治以甘熱，佐以苦辛，以鹹平之。燥司於地，熱反勝之，治以平寒，佐以苦甘，以酸平之，以和為利。寒司於地，熱反勝之，治以鹹冷，佐以甘辛，以苦平之。

司天邪勝何如……

……

風化於天，清反勝之，治以酸溫，佐以甘苦。熱化於天，寒反勝之，治以甘溫，佐以苦酸辛。濕化於天，熱反勝之，治以苦寒，佐以苦酸。火化於天，寒反勝之，治以甘熱，佐以苦辛。燥化於天，熱反勝之，治以辛寒，佐以苦甘。寒化於天，熱反勝之，治以鹹冷，佐以苦辛。

這些臨床治療用藥規則都是《內經》對中醫臨床技術的規格化，是不能隨意更改的。每一個中醫師都必須嚴格遵守。這如同西醫見了炎症，所有西醫師都必須用抗生素一樣。至於具體藥物，醫師可以根據病情選擇。

《內經》不僅將用藥規格化，並將組方規格化，如《素問·至真要大論》說：

君一臣二，奇之制也；君二臣四，偶之制也；君二臣三，奇之制也；君二臣六，偶之制也。

請看，誰說中醫沒有規格化？

（四）中醫大數據化智慧

西醫的標準化核心是「數字化」，而中醫的標準化不但有「數字化」，更具有「大數據化」智慧。「數字化」和「數據化」有大相徑庭的差異，不可同日語，「數字化」是「數據化」的基礎，「數據化」是「數字化」的提高和發展。「大數據化」興起於20世紀八九十年代的西方，21世紀開始興旺於世界。可是中醫「大數據化」早在《內經》時代就有應用了，現舉例說明如下。

1. 方位數據化

《素問·金匱真言論》說：

東方青色，入通於肝，開竅於目，藏精於肝，其病發驚駭，其味酸，其類草木，其畜雞，其穀麥，其應四時，上為歲星，是以春氣在頭也，其音角，其數八，是以知病之在筋也，其臭臊。

南方赤色，入通於心，開竅於耳，藏精於心，故病在五臟；其味苦，其類火，其畜羊，其穀黍，其應四時，上為熒惑星，是以知病之在脈也，其音徵，其數七，其臭焦。

中央黃色，入通於脾，開竅於口，藏精於脾，故病在舌本；其味甘，其類土，其畜牛，其穀稷，其應四時，上為鎮星，是以知病之在肉也，其音宮，其數五，其臭香。

西方白色，入通於肺，開竅於鼻，藏精於肺，故病在背；具味辛，其類金，其畜馬，其穀稻，其應四時，上為畚白星，是以知病之在皮毛也，其音商，其數九，其臭腥。

北方黑色，入通於腎，開竅於二陰，藏精於腎，故病在谿；其味鹹，其類水，其畜彘，其穀豆，其應四時，上為辰星，是以知病之在骨也，其音羽，其數六，其臭腐。

這裡用的是河圖數，簡化之就是：

東方⋯⋯其數八，

南方⋯⋯其數七，

中央⋯⋯其數五，

西方⋯⋯其數九，

北方⋯⋯其數六。

表3-7　方位數據化表

方位		東	南	中	西	北
方位數		八	七	五	九	六
天	五時	春	夏	長夏	秋	冬
	五氣	風	熱	濕	燥	寒
	五化	生	長	化	收	藏
	五星	歲星	熒惑星	鎮星	太白星	辰星
	五行	木	火	土	金	水

方位		東	南	中	西	北
地	五畜	雞	羊	牛	馬	彘
	五穀	麥	黍	稷	穀	豆
	五色	青	赤	黃	白	黑
	五味	酸	苦	甘	辛	鹹
	五音	角	徵	宮	商	羽
	五臭	臊	焦	香	腥	腐
人	五臟	肝	心	脾	肺	腎
	五官	目	舌	口	鼻	耳
	五體	筋	脈	肉	皮	骨髓
	五華	爪	面	唇	毛	髮
	五聲	呼	笑	歌	哭	呻
	五志	怒	喜	思	憂	恐
	病變	握	憂	噦	咳	慄
	病位	頸項	胸脅	脊	肩背	腰股
易	卦象	震	離	坤	兌	坎

《素問‧金匱真言論》《素問‧陰陽應象大論》和《素問‧五常政大論》的記載反映了《黃帝內經》要用數的方法把天地自然界眾多的自然之象和人體之象統一起來。

2. 生命數據化

《素問‧上古天真論》說：

女子七歲，腎氣盛，齒更髮長。

二七而天癸至，任脈通，太衝脈盛，月事以時下，故有子。

三七腎氣平均，故真牙生而長極。

四七筋骨堅，髮長極，身體盛壯。

五七陽明脈衰，面始焦，髮始墮。

六七三陽衰於上，面皆焦，髮始白。

七七任脈虛，太衝脈衰少，天癸竭，地道不通，故形壞而無子也。

丈夫八歲腎氣實，髮長齒更。

二八腎氣盛，天癸至，精氣溢瀉，陰陽和，故能有子。

三八腎氣平均，筋骨勁強，故真牙生而長極。

四八筋骨隆盛，肌肉滿壯。

五八腎氣衰，髮墮齒槁。

六八陽氣衰竭於上，面焦，髮鬢斑白。

七八肝氣衰，筋不能動，天癸竭，精少，腎臟衰，形體皆極。

八八則齒髮去。

《靈樞‧天年》說：

人生十歲，五臟始定，血氣已通，其氣在下，故好走；

二十歲，血氣始盛，肌肉方長，故好趨；

三十歲，五臟大定，肌肉堅固，血脈盛滿，故好步；

四十歲，五臟六腑十二經脈，皆大盛以平定，腠理始

疏，榮華頹落，髮頗斑白，平盛不搖，故好坐；

五十歲，肝氣始衰，肝葉始薄，膽汁始減，目始不明；

六十歲，心氣始衰，苦憂悲，血氣懈惰，故好臥；

七十歲，脾氣虛，皮膚枯；

八十歲，肺氣衰，魄離，故言善誤；

九十歲，腎氣焦，四臟經脈空虛；

百歲，五臟皆虛，神氣皆去，形骸獨居而終矣。

請看，《內經》用資料表達了人的生、長、壯、老、死全過程。

3. 人氣、營衛運行數據化

(1) 人氣運行數據化

《靈樞・五十營》說：

黃帝曰：余願聞五十營奈何？岐伯曰：天周二十八宿，宿三十六分；人氣行一周，千八分，日行二十八宿。人經脈上下左右前後二十八脈，周身十六丈二尺，以應二十八宿，漏水下百刻，以分晝夜。故人一呼脈再動，氣行三寸，一吸脈亦再動，氣行三寸，呼吸定息，氣行六寸；十息，氣行六尺，日行二分（應作二分零一毫六絲）。二百七十息，氣行十六丈二尺，氣行交通於中，一周於身，下水二刻，日行二十五分（應作二十分零一厘六毫）。五百四十息，氣行再周於身。下水四刻，日行四十分（應作四十分三厘二毫）。二千七百息，氣行十周於身，下水二十刻，日行五宿二十分（應作五宿二十一分六厘）。一萬

三千五百息，氣行五十營於身，水下百刻，日行二十八宿，漏水皆盡脈終矣。所謂交通者，並行一身也。故五十營備，得盡天地之壽矣，凡行八百一十丈也。

《內經》將人氣的運行過程全部數據化。人氣一日運行五十周。日行二十八宿一周，人氣也環行二十八脈一周，二十八脈共長十六丈二尺，與周天二十八宿相應。現列表說明如下：

表3－8　人氣、呼吸與二十八宿相應表

人氣	呼吸	二十八脈長度	水注時間	日行二十八宿距離	現代時刻	日行度數
行一周	270息	十六丈二尺	二刻	20.16分（1008÷50）（0.56宿）	28分48秒	12.857度
行二周	540息		四刻	40.32分	5分36秒	
行十周	2700息		二十刻	180分	4小時48分	
行五十周	13500息	八百一十丈	百刻	1008分（二十八宿一宿36分）	24小時	360度

《靈樞‧衛氣行》又說：

是故一日一夜，水下百刻……水下一刻，人氣在太陽；水下二刻，人氣在少陽；水下三刻，人氣在陽明；水下四刻，人氣在陰分。水下五刻，人氣在太陽；水下六刻，人氣在少陽；水下七刻，人氣在陽明；水下八刻，人氣在陰分。水下九刻，人氣在太陽；水下十刻，人氣在

少陽；水下十一刻，人氣在陽明；水下十二刻，人氣在陰分。水下十三刻，人氣在太陽；水下十四刻，人氣在少陽；水下十五刻，人氣在陽明；水下十六刻，人氣在陰分。水下十七刻，人氣在太陽；水下十八刻，人氣在少陽；水下十九刻，人氣在陽明；水下二十刻，人氣在陰分。水下二十一刻，人氣在太陽；水下二十二刻，人氣在少陽；水下二十三刻，人氣在陽明；水下二十四刻，人氣在陰分。水下二十五刻，人氣在太陽，此半日之度也。從房至畢一十四舍，水下五十刻，日行半度；從昂至心，亦十四舍，水下五十刻，終日之度也。日行一舍，水下三刻與七分刻之四。大要常以日之加於宿上也，人氣在太陽，是故日行一舍，人氣行三陽與陰分，常如是無已，與天地同紀……終而復始，一日一夜水下百刻而盡矣。

人氣行「三陽一陰」的情況見表3-9：

表3-9　人氣行「三陽一陰」

人氣		在太陽	在少陽	在陽明	在陰分
晝		1	2	3	4
		5	6	7	8
		9	10	11	12
		13	14	15	16
		17	18	19	20
		21	22	23	24
		25			
			26	27	28
		29	30	31	32
		33	34	35	36
		37	38	39	40
		41	42	43	44

人氣		在太陽	在少陽	在陽明	在陰分
	晝	45	46	47	48
		49	50		
				51	52
		53	54	55	56
		57	58	59	60
		61	62	63	64
		65	66	67	68
		69	70	71	72
		73	74	75	
	夜				76
		77	78	79	80
		81	82	83	84
		85	86	87	88
		89	90	91	92
		93	94	95	96
		97	98	99	100
		1刻	26刻	51刻	76刻

　　這與《素問・六微旨大論》所述歲氣會同的太陽第一年開始於水下一刻，第二年開始於水下二十六刻，第三年開始於水下五十一刻，第四年開始於水下七十六刻是相一致的，都是把一天四分之。而《靈樞・衛氣行》又把四分之一再分之成二十五份。現製表說明於下（見表3－10）：

表3－10　用水注百刻測度人氣運行表

水注刻數	陽三陰一周數	人氣周數	呼吸	二十八宿	晝夜
4刻	1周	2周	540息	1.12宿	晝
8刻	2周	4周	1080息	2.24宿	

水注刻數	陽三陰一周數	人氣周數	呼吸	二十八宿	晝夜
12刻	3周	5周	1620息	3.36宿	
16刻	4周	8周	2160息	4.48宿	
20刻	5周	10周	2700息	5.60宿	晝
24刻	6周	12周	3240息	6.72宿	
50刻	12.5周	25周	6750息	14宿	
100刻	25周	50周	13500息	27宿	夜

水注4刻人氣運行2周，經過三陽和陰分一周，人氣在三陽經運行了1.5周，在陰分只運行了0.5周。就是說，在白晝水注50刻的時間裡，人氣在三陽經運行了18.75周，用時37.5刻；在陰分運行了6.25周，用時12.5刻。水注百刻，人氣行五十周，經過三陽和陰分周25。

(2) 營衛運行數據化

營行脈中，衛行脈外，按照營氣的運行路線晝行於陽二十五周，夜行於陰二十五周，一晝夜周行人身五十周而會合於手太陰肺經。如《靈樞‧營衛生會篇》說：

其清者為營，濁者為衛，營在脈中，衛在脈外，營不休，五十而復大會。……（衛）常與營俱行於陽二十五度，行於陰也二十五度一周也，故五十而復大會於手太陰矣。

這裡將營衛的運行也給予數據化。

對衛氣的運行也有論述，如《靈樞‧衛氣行》說：

天周二十八宿，而一面七星，四七二十八星，房昴

為緯，虛張為經。是故房至畢為陽，昴至心為陰，陽主晝，陰主夜。……是故平旦陰盡，陽氣出於目，目張則氣上行於頭，循項下足太陽，循背下至小指之端。其散者，別於目銳眥，下手太陽，下至手小指之端外側。其散者，別於目銳眥，下足少陽，注小指次指之間。以上循手少陽之分，下至小指次指之間。別者以上至耳前，合於頷脈，注足陽明，以下行至跗上，入五指之間。其散者，從耳下下手陽明，入大指之間，入掌中，其至於足也，入足心，出內踝下，行陰分，復合於目，故為一周。是故日行一舍，人氣行於身一周與十分身之八；日行二舍，人氣行於身三周與十分身之六；日行三舍，人氣行於身五周與十分身之四；日行四舍，人氣行於身七周與十分身之二；日行五舍，人氣行於身九周；日行六舍，人氣行於身十周與十分身之八；日行七舍，人氣行於身十二周與十分身之六；日行十四舍，人氣二十五周於身有奇分與十分身之二，陽盡於陰，陰受氣矣。其始入於陰，常從足少陰注於腎，腎注於心，心注於肺，肺注於肝，肝注於脾，脾復注於腎為周。是故夜行一舍，人氣行於陰臟一周與十分臟之八，亦如陽行之二十五周，而復合於目。

衛陽之氣平旦出於目，布散三陽經，如同太陽平旦東升，陽光布散大地。周天二十八宿為日月舍，就是說日月每天轉過二十八宿一周天，白晝行房至畢十四宿，黑夜行昴至心十四宿。而每天衛氣行身五十周，所以日月每轉過一個星宿，則衛氣行身約50÷28＝1.7857周，古人用四捨五入法概定為1.8周。日行二宿，則再加1.8

周,就成3.6周,餘類推。如此晝夜各行十四宿,衛氣行身各約1.8×14 = 25.2周。因使用四捨五入法,故有0.2周的誤差。這是以臟腑分陰陽,上應日行二十八宿所分之晝夜。現繪圖說明如下(見圖3-17):

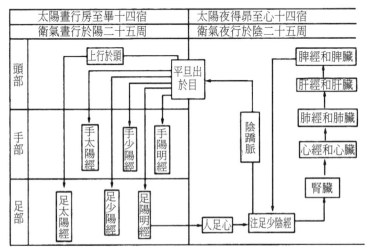

圖3-17　用二十八宿測度衛氣運行圖

4. 運氣數據化

《黃帝內經》用數據表示運氣的運行變化,這在運氣七大論中佔有突出的地位。在運氣理論中,生數和成數是其綱領。正如《素問·六元正紀大論》說:「此天地之綱紀,變化之淵源。」又說:

　　太過者其數成,不及者其數生,土常以生也。

　　「數」也指五行數。五行「金木水火土,運行之數」。(《素問·六元正紀大論》)五行數是指生數和成數

相合而言。木、火、土、金、水五行的偏盛偏衰謂「太過不及」。太過是五行的氣盛，用成數表示；不及是五行的氣衰，用生數表示。其發病有一定的規律。

甲子　甲午歲：熱化二，雨化五，燥化四。

乙丑　乙未歲：災七宮，濕化五，清化四，寒化六。

丙寅　丙申歲：火化二，寒化六，風化三。

丁卯　丁酉歲：災三宮，燥化九，風化三，熱化七。

戊辰　戊戌歲：寒化六，熱化七，濕化五。

己巳　己亥歲：災五宮，風化三，濕化五，火化七。

庚午　庚子歲：熱化七，清化九，燥化九。

辛未　辛丑歲：災一宮，雨化五，寒化一。

壬申　壬寅歲：火化二，風化八。

癸酉　癸卯歲：災九宮，燥化九，熱化二。

甲戌　甲辰歲：寒化六，濕化五。

乙亥　乙巳歲：災七宮，風化八，清化四，火化二。

丙子　丙午歲：熱化二，寒化六，清化四。

丁丑　丁未歲：災三宮，雨化五，風化三，寒化一。

戊寅　戊申歲：火化七，風化三。

己卯　己酉歲：災五宮，清化九，雨化五，熱化七。

庚辰　庚戌歲：寒化一，清化九，雨化五。

辛巳　辛亥歲：災一宮，風化三，寒化一，火化七。

壬午　壬子歲：熱化二，風化八，清化四。

癸未　癸丑歲；災九宮，雨化五，火化二，寒化一。

甲申　甲寅歲：火化二，雨化五，風化八。

乙酉　乙卯歲：災七宮，燥化四，清化四，熱化二。

丙戌　丙辰歲：寒化六，雨化五。

丁亥　丁巳歲：災三宮，風化三，火化七。

戊子　戊午歲：熱化七，清化九。

己丑　己未歲：災五宮，雨化五，寒化一。

庚寅　庚申歲；火化七，清化九，風化三。

辛卯　辛酉歲：災一宮，清化九，寒化一，熱化七。

壬辰　壬戌歲：寒化六，風化八，雨化五。

癸巳　癸亥歲：災九宮，風化八，火化二。

《素問・五常政大論》也說：

委和之紀（木運不及年）……眚於三。

伏明之紀（火運不及年）……眚於九。

卑監之紀（土運不及年）……其眚四維。

從革之紀（金運不及年）……眚於七。

涸流之紀（水運不及年）……眚於一。

　　從以上所述看，天地之至數一、二、三、四、五、六、七、八、九皆依洛書九宮位為說。其中三次陳述一、三、五、七、九等五宮受「災」。這五宮皆是陽數，陰數二、四、六、八未言受「災」。

　　《黃帝內經》陳述五方及五行和物類是用河圖方位數據表示，而陳述五運的太過與不及卻用洛書九宮的方位數據表示。

　　天干和地支也是數據，於此可知，五運六氣理論用天干、地支、河圖、洛書、天地之至數將五運六氣大數據化，創建了60年的大數據化數據庫，用於預測某年某時將爆發傳染病、自然災害及其範圍和規模，這個大數據

不僅用於中醫學，也可以用於氣象、農業、畜牧業、養殖業、航空航太、工業等多方面，一個數據庫，多方應用，太偉大了。如戊寅年，「戊」為火運太過，其給出的訊息是：

歲火太過，炎暑流行，金肺受邪。民病瘧，少氣、咳喘、血嗌、血泄、注下、溢燥、耳聾、中熱、肩背熱，上應熒惑星。甚則胸中痛，脅支滿，脅痛、膺背肩胛間痛，兩臂內痛，身熱骨痛而為浸淫。收氣不行，長氣獨明，雨水霜寒，上應辰星。上臨少陰少陽，火燔焫，水泉涸，物焦槁，病反譫妄狂越，咳喘息鳴，下甚，血溢泄不已，太淵絕者，死不治，上應熒惑星。(《素問‧氣交變大論》)

赫曦之紀，是為蕃茂。陰氣內化，陽氣外榮，炎暑施化，物得以昌。其化長，其氣高，其政動，其令明顯，其動炎灼妄擾，其德喧暑鬱蒸，其變炎烈沸騰，其穀麥豆，其畜羊彘，其果杏栗，其色赤白玄，其味苦辛鹹，其象夏，其經手少陰太陽，手厥陰少陽，其臟心肺，其蟲羽鱗，其物脈濡，其病笑、瘧、瘡瘍、血流、狂妄、目赤。上羽與正徵同。其收齊，其病痙，上徵而收氣後也。暴烈其政，藏氣乃復，時見凝慘，甚則雨水，霜雹、切寒、邪傷心也。(《素問‧五常政大論》)

用了20個「其」字，至少表達了20方面的訊息，還有勝復之氣，何止20方面的訊息！

「寅」是少陽司天，其給出的訊息是：

少陽　太徵　厥陰　戊寅天符　戊申天符　其運暑。其化喧囂鬱燠，其變炎烈沸騰，其病上、熱鬱、血溢、血

泄、心痛。太徵　少宮　太商　少羽。

凡此少陽司天之政，氣化運行先天，天氣正，地氣擾，風乃暴舉，木偃沙飛，炎火乃流，陰行陽化，雨乃時應，火木同德，上應熒惑歲星。其穀丹蒼，其政嚴，其令擾，故風熱參布，雲物沸騰，太陰橫流，寒乃時至，涼雨並起。民病寒中，外發瘡瘍，內為泄滿。故聖人遇之，和而不爭，往復之作，民病寒熱，瘧泄，聾瞑，嘔吐，上怫腫色變。(《素問‧六元紀大論》)

少陽司天，火氣下臨，肺氣上從，白，起金用，草木眚，火見燔焫，革金且耗，大暑以行，咳嚏、鼽衄，鼻窒目瘍，寒熱胕腫。

少陽司天，羽蟲靜，毛蟲育，倮蟲不成；在泉，羽蟲育，介蟲耗，毛蟲不育。(《素問‧五常政大論》)

請看，「戊寅」二個干支數序號，卻有如此多訊息，由此可知60甲子年是多麼大的一個數據庫。我們今天為什麼不能好好利用古人給我們遺留下的這份寶貴財產，卻視之為迷信呢？

《黃帝內經》將中醫數據化的內容是豐富多彩的，以上舉例僅見一斑，有志者可以深入研究。我們相信，「『大數據』應用於中醫藥的臨床與科研，利用數字技術記錄中醫臨床診療實踐中大量的中醫學知識和診療訊息，並把這些訊息用於分析中醫臨床診療的療效和經驗知識，將給這個領域帶來革命性的變化」。❶

---

❶ 劉保延《「大數據」給臨床科研帶來革命性變化》2013年10月28日《中國中醫藥報》。

人法天道

　　《素問・四氣調神大論》說：「夫四時陰陽者，萬物之根本也。所以聖人春夏養陽，秋冬養陰，以從其根；故與萬物沉浮於生長之門，逆其根則伐其本，壞其真矣。故陰陽四時者，萬物之終始也；生死之本也；逆之則災害生，從之則苛疾不起，是謂得道。道者聖人行之，愚者佩之。從陰陽則生，逆之則死；從之則治，逆之則亂。」

　　《素問・生氣通天論》說：「陽氣者，一日而主外。平旦人氣生，日中而陽氣隆，日西而陽氣已虛，氣門乃閉。是故暮而收拒，無擾筋骨，無見霧露，反此三時，形乃困薄。」

　　《素問・陰陽應象大論》：「治不法天之紀，不用地之理，則災害至矣。」

（一）人在天地氣交之中

　　《素問・寶命全形論》說：「天覆地載，萬物悉備，莫貴於人。人以天地之氣生，四時之法成。……夫人生於地，懸命於天；天地合氣，命之曰人。人能應四時者，天

地為之父母；知萬物者，謂之天子。」

（二）天地對人的影響

如《靈樞‧歲露論》說：

人與天地相參也，與日月相應也。故月滿則海水西盛，人血氣積，肌肉充，皮膚致，毛髮堅，腠理郄，煙垢著，當是之時，雖遇賊風，其入淺不深。至其月郭空，則海水東盛，人氣血虛，其衛氣去，形獨居，肌肉減，皮膚縱，腠理開，毛髮殘，膠理薄，煙垢落，當是之時，遇賊風則其入深，其病人也卒暴。

黃帝曰：其有卒然暴死暴病者，何也？少師答曰：三虛者，其死暴疾也；得三實者邪不能傷人也。黃帝曰：願聞三虛。少師曰：乘年之衰，逢月之空，失時之和，因為賊風所傷，是謂三虛。故論不知三虛，工反為粗。帝曰：願聞三實。少師曰：逢年之盛，遇月之滿，得時之和，雖有賊風邪氣，不能危之也。

1. 氣候對人體的影響

見五運六氣七篇大論。如《靈樞‧歲露論》說：

正月朔日，太一居天留之宮，其日西北風，不雨，人多死矣。

正月朔日，平旦北風，春，民多死。

正月朔日，平旦北風行，民病多者，十有三也。

正月朔日，日中北風，夏，民多死。

正月朔日，夕時北風，秋，民多死。終日北風，大病

死者十有六。

正月朔日，風從南方來，命曰旱鄉；從西方來，命曰白骨，將國有殃，人多死亡。

正月朔日，風從東方來，發屋，揚沙石，國有大災也。

正月朔日，風從東南方行，春有死亡。

正月朔日，天和溫不風糶賤，民不病；天寒而風，糶貴，民多病。

此所謂候歲之風，殘傷人者也。

二月丑不風，民多心腹病；

三月戌不溫，民多寒熱；

四月巳不暑，民多癉病；

十月申不寒，民多暴死。

諸所謂風者，皆發屋，折樹木，揚沙石起毫毛，發腠理者也。

2. 地理對人體的影響

見《素問・異法方宜論》和《素問・五常政大論》。

《素問・異法方宜論》說：

東方之域，天地之所始生也。魚鹽之地，海濱傍水，其民食魚而嗜鹹，皆安其處，美其食。魚者使人熱中，鹽者勝血，故其民皆黑色疏理。其病皆為癰瘍，其治宜砭石。故砭石者，亦從東方來。

西方者，金玉之域，沙石之處，天地之所收引也。其民陵居而多風，水土剛強，其民不衣而褐薦，其民華食而

脂肥，故邪不能傷其形體，其病生於內，其治宜毒藥。故毒藥者亦從西方來。

北方者，天地所閉藏之域也。其地高陵居，風寒冰冽，其民樂野處而乳食，臟寒生滿病，其治宜灸焫。故灸焫者，亦從北方來。

南方者，天地所長養，陽之所盛處也。其地下，水土弱，霧露之所聚也。其民嗜酸而食胕，故其民皆致理而赤色，其病攣痹，其治宜微針。故九針者，亦從南方來。

中央者，其地平以濕，天地所以生萬物也眾。其民食雜而不勞，故其病多痿厥寒熱。其治宜導引按蹻，故導引按蹻者，亦從中央出也。

《素問・五常政大論》說：

天不足西北，左寒而右涼；地不滿東南，右熱而左溫，其故何也？……陰陽之氣，高下之理，太少之異也。東南方，陽也，陽者，其精降於下，故右熱而左溫。西北方，陰也。陰者，其精奉於上，故左寒而右涼。是以地有高下，氣有溫涼。高者氣寒，下者氣熱，故適寒涼者脹之，溫熱者瘡，下之則脹已，汗之則瘡已，此腠理開閉之常，太少之異耳。……高下之理，地勢使然也。崇高則陰氣治之，汙下則陽氣治之，陽勝者先天，陰勝者後天，此地理之常，生化之道也。

附：王卿，女，畢業於陝西師範大學，教育碩士。在太原幼兒師範學校工作，高級講師。

五運六氣──黃帝內經天文曆法基礎知識

編著者｜田合祿・王　卿
責任編輯｜趙志春

發行人｜蔡森明
出版者｜大展出版社有限公司
社　　址｜台北市北投區（石牌）致遠一路 2 段 12 巷 1 號
電　　話｜(02)28236031・28236033・28233123
傳　　真｜(02)28272069
郵政劃撥｜01669551
網　　址｜www.dah-jaan.com.tw
電子郵件｜service@dah-jaan.com.tw
登記證｜局版臺業字第 2171 號

承印者｜傳興印刷有限公司
裝　　訂｜佳昇興業有限公司
排版者｜千兵企業有限公司
授權者｜山西科學技術出版社
初版1刷｜2021 年　6 月
二版1刷｜2024 年 10 月

定　　價｜400 元

五運六氣──黃帝內經天文曆法基礎知識／田合祿 王卿　編著
──初版──臺北市，大展出版社有限公司，2021.06
　　　面：21 公分──（中醫保健站；99）
　　ISBN 978-986-346-331-3（平裝）
　　1. 內經 2. 中醫理論 3. 陰陽五行
　　413.1　　　　　　　　　　　　　　　110005544